Anaesthesiology and Resuscitation
Anaesthesiologie und Wiederbelebung
Anesthésiologie et Réanimation

88

D1666093

Editors
Prof. Dr. R. Frey, Mainz · Dr. F. Kern, St. Gallen
Prof. Dr. O. Mayrhofer, Wien

Managing Editor: Prof. Dr. H. Bergmann, Linz

Beeinflussung gestörter Thrombozytenfunktion

durch Aspartate und postoperative
Thromboseprophylaxe

Kolloquium am 9. März 1974 in Kettwig an der Ruhr

Herausgegeben von
J. Schara

Mit 43 Abbildungen

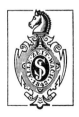

Springer-Verlag Berlin Heidelberg New York 1975

ISBN 3-540-07323-X   Springer-Verlag Berlin · Heidelberg · New York

ISBN 0-387-07323-X   Springer-Verlag New York · Heidelberg · Berlin

Druck und Bindearbeiten: Meister Druck Kassel.

Inhaltsverzeichnis

Referenten und Diskussionsredner

Dr. med. B. ANGELKORT
Klin. Anstalten der RWTH, Abt. Innere Medizin II, 5100 Aachen,
Goethestr.

Dr. med. W. BROCKHAUS
Städt. Krankenhaus, I. Med. Klinik 37/E, 8500 Nürnberg,
Flurstr. 7 - 17

Dr. med. K. BURKERT
II. Med. Univ.-Klinik und Poliklinik, 4000 Düsseldorf, Moorenstraße 5

Dr. med. DAHM
Städt. Krankenhaus, 3500 Kassel, Mönchbergstr. 41 - 43

Dr. med. F. DOUWES
Med. Universitätsklinik, 3400 Göttingen, Humboldt-Allee 1

Priv.-Doz. Dr. rer. nat. G. HAGEMANN
Medizinische Hochschule, Abt. f. Radiologie, 3000 Hannover

Dr. med. H. HOLZHÜTER
Klin. Anstalten der RWTH, Abt. Innere Medizin II, 5100 Aachen,
Goethestr.

Dr. med. E. JACOBI
II. Med. Univ.-Klinik und Poliklinik, 4000 Düsseldorf,
Moorenstr. 5

Prof. Dr. med. H. POLIWODA
Med. Klinik im Oststadt-Krankenhaus, 3000 Hannover,
Podbielskistr. 3

Priv.-Doz. Dr. med. H. REUTER
Klin. Anstalten der Universität, 5000 Köln, Jos.-Stelzmann-
Str. 9

Dr. med. J. SCHARA
Institut für Anaesthesie, Klinikum Barmen, 5600 Wuppertal-
Barmen, Heusnerstr. 40

Dr. med. V. TILSNER
Chirurg. Univ.-Klinik, 2000 Hamburg, Martinistr. 52

Dr. med. E. WENZEL
Klin. Anstalten der RWTH, Abt. Innere Medizin II, 5100 Aachen,
Goethestr.

BEGRÜSSUNG

Meine sehr verehrten Damen und Herren! Ich begrüße Sie sehr
herzlich, die Sie heute zu unserem Kolloquium über die "Störungen der Thrombozytenfunktion und deren Beeinflussung durch
Aspartate" hierhergekommen sind. Daß so viele von Ihnen auch
von so weither gekommen sind, das zeigt mir, daß wohl ein ech-
tes Bedürfnis für die heute anstehende Thematik in unseren Brei-
ten besteht.

Das wird denjenigen unter Ihnen, die mich noch nicht kennen, auch
erklären, warum gerade ich in einem so illustren Kreis von Throm-
bozytenforschern den Vorsitz führen werde. Wo Fachleute verschiedener Disziplinen zusammenkommen, und heute sind Internisten,
Chirurgen, Röntgenologen, ja selbst Chemiker und Physiker unter
uns, da bietet sich der Anaesthesist als Vertreter eines typischen
Querschnittsfaches als Vermittler an. Der Anaesthesist ist schon
im täglichen Krankenhausbetrieb die Klammer, die nicht nur die
operativen Disziplinen, sondern auch die häufig auseinanderstreben-
den Schwestern Chirurgie und Innere Medizin zusammenhält. Von
der Ausbildung her durch Pathophysiologie und Pharmakologie stark
der Inneren Medizin verhaftet, ist er in seiner täglichen Arbeit im
Operationssaal so etwas wie der internistische Berater des Chirurgen, der noch über die vielen speziellen Kenntnisse der physiologischen und patho-physiologischen Probleme operierter Menschen ver-

fügt, die dem Chirurgen über dem Studium seiner diffizilen Operationsmethoden allmählich abhanden zu kommen drohen.

So obliegt dem Anaesthesisten nicht nur die Führung der Narkose, sondern auch die präoperative Vorbereitung des Patienten und vor allem die operative Intensivtherapie mit ihren diffizilen Problemen zur Aufrechterhaltung der Homöostase und zur Bilanzierung bei den verschiedensten Verlustsyndromen, dazu aber auch ein großer Teil der postoperativen Nachsorge.

Unter den postoperativen Komplikationen, die den Erfolg einer minuziös und mit größter technischer Raffinesse durchgeführten Operation in wenigen Minuten zunichte machen können, spielt die akute Lungenembolie eine besonders beklagenswerte Rolle. Die Forschungen in den letzten Jahren haben ergeben, daß bei der Auslösung der postoperativen Thrombose als Ursache für diese Lungenembolie eine gestörte Thrombozytenfunktion entscheidenden Anteil hat. Thrombose- und Embolieprophylaxe würde demnach bedeuten: Prophylaxe der Thrombozytendysfunktion. Ein Medikament, das sich uns in der Intensivtherapie als äußerst wirksam bei der Behandlung der postoperativen Kalium- und Magnesium-Elektrolytstörungen erwiesen hat, ist darüberhinaus offenbar auch wirksam bei der Therapie von Dysfunktionen von Thrombozyten. Das Verdienst, den ersten Hinweis darauf gegeben zu haben, trifft unter anderen Herrn Professor Poliwoda, den Leiter der Hämatologischen Abteilung, Department für Innere Medizin der Medizinischen Hochschule Hannover, und ich freue mich daher, daß ich heute gerade Herrn Professor Poliwoda zu dem ersten und Grundsatzreferat dieses Kolloquiums begrüßen darf.

J. SCHARA

Zur Pathogenese der Thrombose

Von H. Poliwoda

Das heutige Symposion beschäftigt sich mit einigen Aspekten der thromboembolischen Krankheiten. In dem einleitenden Referat wird es meine Aufgabe sein, die formale Genese einer Thrombose darzustellen und dabei vor allen Dingen das Zusammenspiel zwischen Gefäß, Thrombozyten und Fibringerinnung deutlich zu machen. Anschließend werden einige spezielle Aspekte beleuchtet und therapeutische Überlegungen zu machen sein.

Die Thrombose entsteht praktisch durch das Zusammenspiel derselben Reaktionspartner, die für die Blutstillung notwendig sind. In Abb. 1 ist eine Vene und eine Arterie im Mesenterium der Ratte dargestellt. Unter normalen Verhältnissen strömt das Blut in diesen Gefäßen Tag um Tag, man kann auch sagen Jahr um Jahr, und es passiert nichts. Entsteht jedoch an der Gefäßwand eine Läsion, so startet augenblicklich der Blutstillungsmechanismus, und das Blut kann aus eigener Kraft die entstandene Läsion reparieren. Der Blutstillungsmechanismus startet nicht nur bei Läsionen, die eine Blutung zur Folge haben, sondern auch dann, wenn z. B. nur die Intima durch einen Riß oder Deckplatteneinbruch über einem arteriosklerotischen Geschwür beschädigt wird. Es bildet sich dann sofort ein plättchenreicher Abscheidungsthrombus im Bereich des Intimadefektes. Derartige, nicht transmurale Gefäßläsionen lassen sich im Experiment mittels eines Laserimpulses erzeugen. Die Photonen des Laserimpulses rufen eine Koagulationsnekrose der relativ leicht verletzbaren Endothelien hervor.

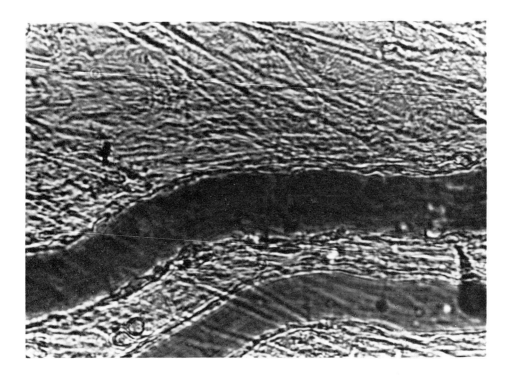

Abb. 1

In Abb. 2 und 3 ist ein plättchenreicher Abscheidungsthrombus abge-
bildet, der bereits 5 bzw. 10 Sekunden nach der Läsion diese
Größe erreicht hat. Bilanziert man diese frühe Phase der Thrombusbildung, d. h. vergleicht man die Zahl der Thrombozyten, die
in diesem Zeitraum das betreffende Gefäßsegment erreicht haben,
mit den Thrombozyten, die an der Thrombusbildung teilgenommen
haben, so stellt sich heraus, daß nicht nur die per Kontakt an der
Gefäßläsion vorbeifließenden Plättchen an der Thrombusbildung
teilnehmen, sondern auch solche, die sich in einiger Entfernung
(bis zu 15 μ) befinden.

Die Ergebnisse der quantitativen Untersuchung der Thrombusfrüh-
phase zwingen uns, die alten Vorstellungen fallen zu lassen, wo-

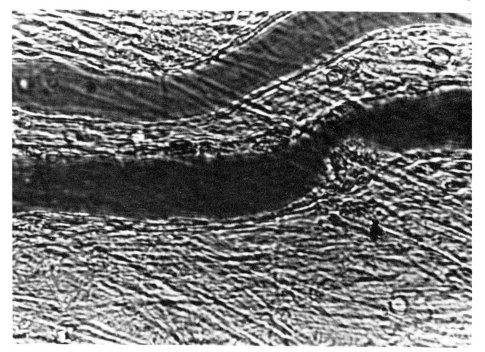

Abb. 2

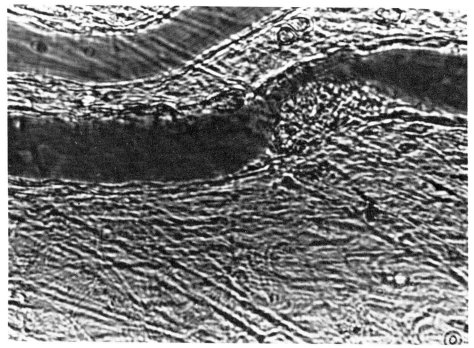

Abb. 3

nach die Anheftung der Plättchen durch den Kontakt mit aus der
Gefäßläsion hervorquellenden thromboplastischen Substanzen hervorgerufen wird. Die Teilnahme relativ weit von der Läsion entfernt befindlicher Plättchen an der Thrombusbildung legt es nahe,
anstelle der bisher vermuteten chemischen Signale weiterreichen-
de und damit also physikalische Signale anzunehmen. Die Plättchen
müssen vor Erreichen der Läsion eine Information erhalten, die
sie zur Anhaftung veranlaßt.

Auf der Suche nach einem stromaufwärts von der Läsion auftreten-
den bioelektrischen Signal führten wir Tierexperimente an insgesamt 14 Kaninchen durch. Bei den narkotisierten Tieren wurde die
Aorta abdominalis freigelegt und ausgehend von der Arteria iliaca
communis eine Meßsonde in kranialer Richtung bis in die kaudalen
Aortenabschnitte eingeführt. Die Referenzelektrode wurde in eine
beliebige, großlumige Mesenterialvene gelegt und mit sämtlichen
zum Versuch eingesetzten Apparaturen und den Operateuren geerdet.

Abb. 4 zeigt schematisch die Versuchsanordnung. Die Meßsonde
hat einen Durchmesser von 1 mm und zeigt 22 mm von der Spitze
entfernt ein ausfahrbares, gekrümmtes Messer, mit dem bei dem
Hinaufschieben der Sonde im Gefäß eine Intimaverletzung erzeugt
wird. Kranial von diesem Messer befinden sich 3 Elektroden, die
8, 15 bzw. 22 mm von der Messerspitze entfernt liegen. Etwa auftretende elektrische Signale wurden mit Hilfe eines Dreifachschrei-
bers mit bekanntem Papiervorschub registriert. Die gefundenen
Signalkurven wurden mit einer Schrittweite von 0,5 Sek. in ihrem
Verlauf durch die Abstände zur 0-Linie vermessen, mit denen am
gleichen und an anderen Tieren gewonnenen Meßresultaten vergli-
chen, statistisch erfaßt und schließlich mathematisch beschrieben.

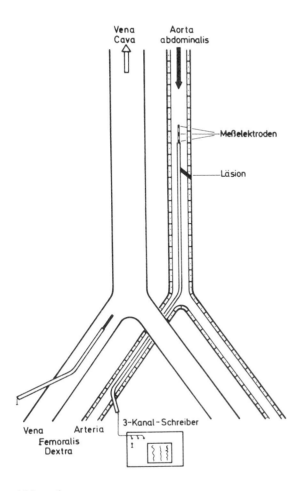

Abb. 4

In unmittelbarem Zusammenhang mit der Verletzung der Intima wurden Potentiale registriert, die in der Größenordnung zwischen 15
und 20 mVolt lagen, und zwar bei der dem Messer am nächsten lie-
genden Elektrode (8 mm). (Einzelheiten dieser Untersuchungen sie-
he 1.) Mit Hilfe dieser Untersuchung konnte gezeigt werden, daß
stromaufwärts von der Läsion ein elektrisches Signal nachzuweisen
ist, das eindeutig von der Läsion erzeugt wird und von ihr seinen
Ausgang nimmt. Als Generator dieses Signals dürfte das Phänomen
des strömungselektrischen Stromes in Betracht gezogen werden. Ein

solcher strömungselektrischer Strom entsteht immer dann, wenn eine
elektrisch leitende Flüssigkeit an einem Wandmaterial vorbeiströmt,
das eine unterschiedliche Dielektrizitätskonstante gegenüber der
Flüssigkeit hat und daher eine elektrische Doppelschicht bilden kann.
Die Größe dieses strömungselektrischen Stromes ist abhängig von
der Strömungsgeschwindigkeit der Flüssigkeit, der DK-Differenz
zwischen Wand und Flüssigkeit und der Größe der Läsion. Das
subendothelial reichlich vorhandene Kollagen bietet sich als Molekül
mit polaren Abschnitten besonders dazu an, einen relativ star-
ken strömungselektrischen Strom hervorzurufen.

Faßt man das bisher Gesagte zusammen, so ergibt sich folgende Reihenfolge in der Genese einer Thrombose:

1. Gefäßläsion,

2. Auftreten eines bioelektrischen Signales,

3. Anhaftung von Plättchen an der Läsionsstelle

Wie bereits erwähnt, ist die Größe des strömungselektrischen
Stromes abhängig von der Strömungsgeschwindigkeit. Wir konnten bereits 1969 nachweisen, daß die Abscheidung von Plättchen
an einer Fremdoberfläche geschwindigkeitsabhängig ist, d. h. je
schneller das Blut strömt, umso mehr Plättchen gehen an die Läsion. Diese Befunde wurden inzwischen von BAUMGARTEN und
Mitarbeitern bestätigt (2).

Bei der Überlegung, welche Bedeutung der nachgewiesene strömungselektrische Strom für die Plättchen und damit für die Thrombusbildung haben könnte, darf man davon ausgehen, daß sich das elektrische Signal dem transmembranen Potential der Thrombozyten über-
lagert. Dadurch kommt es zu einer Depolarisierung der Plättchen-

membran, in deren Folge Inhaltsstoffe freigegeben werden und der Thrombozyt möglicherweise einen Gestaltwandel durchmacht, der seine rheologischen Eigenschaften ändern könnte. Es wurde schon von mehreren Untersuchern immer wieder die Vermutung geäußert, daß die Plättchen erregbare Strukturen sind, und pharmakologische Untersuchungen an Thrombozyten haben gezeigt, daß ihre Reaktion durch praktisch die gleichen Stoffe beeinflußt werden können, die auch Einfluß auf die Erregbarkeit vornehmlich vegetativer Nervenfasern nehmen. Letztlich ist aber der Mechanismus, der durch den strömungselektrischen Strom mit großer Wahrscheinlichkeit ingang gesetzt wird, noch nicht bekannt. Diese Vorgänge betreffen auch nur die allererste Phase der Thrombusbildung, und es ist bekannt, daß diese plättchenreichen Abscheidungsthromben wenig stabil sind. Die anfänglich vorhandenen Haftkräfte scheinen sehr rasch erschöpfbar zu sein, so daß es in den ersten Minuten nach einer Gefäßläsion zu häufigen Abrissen von plättchenreichem Thrombusmaterial kommt. Erst wenn die Fibringerinnung eingesetzt hat, erhält dieser Abscheidungsthrombus die notwendige Festigkeit gegenüber den Abrißkräften des strömenden Blutes.

Nach diesen Ausführungen über die Physiologie der Frühphase der Thrombogenese sollen kurz die wesentlichen Faktoren in der Pathogenese der Thrombose besprochen werden. Alle die Frühphase der Thrombusbildung beeinflussenden Faktoren, nämlich die Art und das Ausmaß der Gefäßläsion, die Strömungsgeschwindigkeit, die Adhäsivität und Aggregationsneigung der Plättchen haben auch bei der Entstehung klinisch relevanter Thrombosen einen entsprechend hohen Stellenwert. Zeitlich etwas versetzt übernimmt das Gerinnungspotential des Blutes, also die Fibringerinnung die führende Rolle bei der Bildung der Thrombose und schließlich setzen auch recht bald Reparationsversuche in Form der Fibrinolyse ein.

Die oben aufgeführten Faktoren können nach wie vor in der Virchow'-schen Trias - Gefäßwand - Blutzirkulation - Gerinnungstendenz des Blutes - subsummiert werden.

1. Veränderungen der Gefäßwand:

In gesunden Gefäßen entstehen keine Thrombosen. Man kann ein gesundes Gefäß eine relativ lange Zeit unterbinden, ohne daß in der stehenden Blutsäule eine Thrombose entsteht. An jeder kleinsten Intimaverletzung entsteht jedoch, wie oben gezeigt, in wenigen Sekunden eine Thrombose, und zwar - wenn das Blut strömt - ein weißer, plättchenreicher Abscheidungsthrombus und wenn das Blut steht, ein roter, fibrinreicher Gerinnungsthrombus. Entzündungen oder Degenerationen am Gefäßrohr führen zu Intimaveränderungen, so daß die Endothelien die Eigenschaft einer Fremdoberfläche bekommen oder sogar abreißen. Im letzteren Fall erhält das Blut Kontakt mit den subendothelialen Fasern, womit die wichtigste Voraussetzung für die Entstehung einer Abscheidungsthrombose dann gegeben ist. Dieser Mechanismus kommt vor allen Dingen in den Arterien zum Tragen.

2. Veränderungen der Blutzirkulation:

Eine Verlangsamung der Blutströmung fördert stets die Bildung von Thrombosen, und zwar vornehmlich durch die Minderung der Abrißkräfte. Sodann geht eine generalisierte Verlangsamung der Blutströmung, d. h. eine Verlangsamung der Kreislaufzeit mit einer verlangsamten Durchblutung der Leber einher, so daß die RES-Anteile der Leber die Reinigung des Blutes von aktivierten Gerinnungsfaktoren nicht mehr optimal schaffen.
Die dadurch in der Zirkulation verbleibenden aktivierten Gerinnungsfaktoren fördern die Thromboseentstehung.

Daher führt Bettlägerigkeit älterer Patienten, aber auch Herzinsuffizienz oder die Zirkulationsverlangsamung bestimmter Ge-
fäßabschnitte z. B. während der Gestationsperiode vermehrt zu
Thrombosen. Eine örtlich begrenzte Verlangsamung der Blutströmung ist vor allem in varikösen Venen gegeben.

3. Veränderungen der Gerinnungstendenz:
   Diese Veränderungen können neben dem plasmatischen Gerinnungspotential auch die Plättchen betreffen und schließlich auch
   das fibrinolytische System. Das plasmatische Gerinnungssystem
   kann durch Kontakt mit Fremdoberflächen (z. B. extrakorpora-
   ler Kreislauf, künstliche Niere) aktiviert werden, sodann können
   thromboplastische Substanzen aus thromboplastinreichen Orga-
   nen im Rahmen von Operationen, Verletzungen oder Entzündungen in die Blutbahn gelangen und das Gerinnungssystem aktivieren. Sind derartige Zustände mit einem Schockzustand kombi-
   niert, so sind durch die dann daniederliegende Klärfunktion der
   Leber der Verbrauchskoagulopathie Tür und Tor geöffnet.

Die pathophysiologische Bedeutung einer erhöhten Plättchenadhäsivität oder Aggregation ist in den früheren Jahren sicherlich unter-
schätzt worden, denn ohne Zweifel steht die Abscheidung von Plättchen am Anfang einer Thrombose. Eine überschießende, das Gefäß
rasch verschließende Abscheidungsthrombose bereitet in geradezu
fataler Weise die besten Voraussetzungen für eine sich daran an-
schließende rote Gerinnungsthrombose. Die Senkung der Thrombozytenadhäsivität gilt daher heute als wertvolles therapeutisches
Prinzip.

Therapeutische Überlegungen

Die therapeutischen Prinzipien müssen sich an den drei Faktoren
der Virchow'schen Trias orientieren. Es braucht in diesem Kreis
sicherlich nicht darauf hingewiesen werden, welch hohen Stellenwert
die sachgerechte Behandlung der Herzinsuffizienz, das frühzeitige
Aufstehen der Patienten nach Operationen und Geburten, also insgesamt die Verbesserung der Blutströmungsverhältnisse hinsichtlich
der Verhütung von Thrombosen zukommt. Die Senkung der Gerinnungstendenz mit Antikoagulantien braucht hier auch nicht be
sprochen zu werden.

Die Plättchenadhäsivität und -aggregation kann nach unserem heutigen Wissen durch unterschiedliche Stoffgruppen beeinflußt werden.

1. Dextrane

   Diese Substanz benetzt u. a. die Plättchenoberfläche (Coating)
   und setzt dadurch die Reagibilität der Plättchen deutlich herab.

2. Acetylsalicylsäure

   Der allein wirksame Acetyl-Anteil der Acetylsalicylsäure scheint
   vornehmlich in der Membran seine Wirkung zu entfalten. Neben
   einigen positiven klinischen Berichten (Loew und Mitarbeiter,
   Breddin und Mitarbeiter) existieren eine Reihe klinischer Studien,
   die keine signifikante Senkung der Thromboserate durch ASS fanden.

3. Membranstabilisierende Substanzen

   Zu den Stoffgruppen, denen man einen membranstabilisierenden
   Einfluß zuordnet, gehören auch die Aspartat-Kombinationen, wie
   sie in Inzolen vorliegen. Darüber werden aber im Verlaufe des
   heutigen Symposions mehrere Beiträge geliefert werden.

Man kann aber zusammenfassend feststellen, daß der Thrombozyt programmierbar ist, d. h. daß man ihn in seiner Reagibilität verändern kann und dadurch wohl doch einen Schritt weiter auf dem Wege zur optimalen Thromboseprophylaxe kommt.

DISKUSSION

SCHARA: Herzlichen Dank, Herr Poliwoda, für diese so klare
Darstellung der Grundlagen, auf die wir bei der Beurteilung der
folgenden Referate und vor allem bei dem heutigen Rundtischge-
spräch wieder werden zurückgreifen müssen. Die Rundtischdiskussion soll der Einordnung der heutigen Ergebnisse in die All-
gemeinprinzipien der Thromboembolieprophylaxe dienen, und
deshalb sollte man die Fachfragen, die sich an die einzelnen Re-
ferenten zu ihrem Vortrag ergeben, unmittelbar im Anschluß an
die Vorträge diskutieren. Ich möchte Sie bitten, wenn Sie zu dem
Vortrag von Herrn Poliwoda spezielle Fragen haben, diese jetzt
zu stellen.

Daß keine Fragen an Sie gestellt wurden, Herr Poliwoda, zeigt,
daß Sie in Ihren Ausführungen nichts offengelassen haben. Das
zweite Grundsatzreferat des heutigen Tages hält Herr Professor
Tilsner, der Leiter des Gerinnungslabors der Chirurgischen Universitätsklinik in Hamburg ist und von dem wesentliche Anstöße
zu dem heutigen Thema, über die Wirkung des Inzolens, der Aspartate, der Kationen auf die Blutgerinnung, kommen. Herr Tilsner
bitte.

Beeinflussung der Blutgerinnung durch Elektrolyte

Von V. Tilsner und H. Pokar

Der Blutgerinnungsablauf ist eine enzymatische Kettenreaktion, die durch Kationen beeinflußbar ist. Denken wir hierbei nur an das Ca^{++}, durch dessen katalytische Wirkung sowohl die Thrombokinase- als auch die Thrombinbildung erst möglich wird, so sehen wir die engen Zusammenhänge. Berücksichtigen wir, daß der Thrombozyt 25 mval Na^+ und 69 mval K^+ enthält (5), so ist die Annahme gerechtfertigt, daß Störungen des Elektrolytstoffwechsels auch zu Störungen der Blutgerinnung führen können.

Zwei Fragenkomplexe verdienen in diesem Zusammenhang unser besonderes Interesse:
1. Wirken der Kationen über die Osmolarität oder als Katalysatoren auf den Gerinnungsablauf ein?
2. Müssen wir bei unseren therapeutischen Erwägungen auf die Erhaltung der physiologischen Plasmakonzentration oder auf den Einsatz therapeutischer Dosen bedacht sein?

Bekannterweise dienen die einwertigen Kationen, d. h. K^+ und Na^+, u. a. der Regulation der Osmolarität. Ein wirksamer Eingriff in diesen Mechanismus muß zu Stoffwechselstörungen führen. Andererseits können Stoffwechselentgleisungen unter Umständen Gerinnungsstörungen verursachen. So sind uns aus der Klinik hämorrhagische Diathesen im urämischen Koma (12) ebenso wie eine Aktivierung der Blutgerinnung mit vermehrtem Thromboserisiko beim Diabetes mellitus (7) bekannt. Bei diesen und anderen Stoffwechselstörungen liegen jedoch vielschichtige Änderungen zugrunde, d. h., daß die Entgleisung des Na^+- und K^+ Stoffwechsels nur einen Teilfaktor darstellt. Wir können daher bei diesen Krankheitsbildern nicht sicher sagen, welchen Anteil die Verschiebung des pH-Wertes, der Elektrolyte, der Anfall harnpflichtiger Substanzen im Blut usw. jeweils auf die Beeinflussung der Blutgerinnung haben, sondern nur das Gesamtbild registrieren. Experimentell, also bei Versuchen in vitro, läßt sich jedoch ein Einblick gewinnen, wann eine Änderung der Elektrolytkonzentration den Gerinnungsablauf beeinflußt.

Zu den Untersuchungen müssen folgende Erläuterungen gemacht werden: Wir verwandten immer die leicht dissoziierbaren Chloridverbindungen, falls es nicht ausdrücklich anders angegeben wird. Da wir ohne Schädigung der Thrombozyten kein Na^+-, K^+- und Mg^{++}-freies Plasma gewinnen können, werden Mangelzustände nicht erfaßt, sondern sind nur Belastungen demonstrierbar. Lediglich das Ca^{++} macht hier eine Ausnahme. In den Tabellen sind statistisch signifikante Aktivierungen der Blutgerinnung mit einem + und Hemmungen mit einem - gekennzeichnet. Die angegebene Molarität bezieht sich immer auf den Testansatz und nicht auf die zugegebene Elektrolytkonzentration. Bei der Thrombozytenausbreitung haben wir nur die normal ausgebreiteten Thrombozyten (also große, runde und kleine Formen) in % angegeben und die anderen Reifestufen aus Gründen der Übersichtlichkeit weglassen.

Die Tab. 1 zeigt den Einfluß von Na^+ und K^+ auf die Blutgerinnung. Beim Na^+ führen nur erhebliche Steigerungen der Konzentration zu einer statistisch signifikanten Gerinnungsbeeinflussung. Lediglich die Thrombozytenausbreitung ist bei einem Anstieg um 21,7 mval/l

Tabelle 1. Beeinflussung der Blutgerinnung durch Elektrolyte.　　n = 25

	Na$^+$-Belastung				K$^+$-Belastung			
	Plasma-RKZ	TEG k1	Thromb.-Ausbr.	F VIII %	Plasma-RKZ	TEG k1	Thromb.-Ausbr.	F VIII %
L. W.	125"	3'	75 %	82	125"	3'	75 %	82
m/80	125	3	75	82	125	2'30	75	83
m/50	125	2'30	80	80	120	2'30	95	82
m/40	120	2	98$^+$	82	115	2$^+$	100$^+$	88
m/30	125	3	78	83	120	2'30	100$^+$	82
m/20	125	3	75	80	125	3	75	82
m/10	125	3'15	65	74	135	3'15	70	60
m/2	130	3'30	25$^-$	67$^-$	150$^-$	6'30$^-$	42$^-$	49$^-$
1 m	135	4$^-$	2$^-$	50$^-$	-	-	-	-

Anm.: $^+$ stat. signifikante Gerinnungsaktivierung

　　　$^-$ stat. signifikante Gerinnungshemmung

Thromb.-Ausbr.: Angabe in % der normal ausgebreiteten Thrombozyten
verwandt wurden NaCl und KCl

Tabelle 2. Beeinflussung der Blutgerinnung durch Elektrolyte. n = 25

Ca^{++}-Belastung					Mg^{++}-Belastung			
	Plasma-RKZ	TEG k_1	Thromb.-Ausbr.	F VIII %	Plasma-RKZ	TEG k_1	Thromb.-Ausbr.	F VIII %
L. W.	125"	3'	75 %	82	125"	3'	75 %	82
m/80	160⁻	27⁻	75	71	120	2' 45	100⁺	84
m/50	140	3	Agg.	76	110	2' 15	100⁺	88
m/40	125	2' 45	Agg.	82	100⁺	1' 45⁺	100⁺	94
m/30	150	3	Agg.	83	135	2' 30	50	58
m/20	200⁻	6'	Agg.	ger.	155	5' 30⁻	25⁻	43⁻
m/10	384⁻	31' 30	Agg.	ger.	180⁻	12⁻	10⁻	24⁻
m/2	-	-	-	-	240⁻	21⁻	0⁻	14⁻

Anm.: ⁺ stat. signifikante Gerinnungsaktivierung

⁻ stat. signifikante Gerinnungshemmung

Thromb.-Ausbr.: Angabe in % der normal ausgebreiteten Thrombozyten verwandt wurden $CaCl_2$ und $MgCl_2$

über den Normbereich aktiviert, und eine Hemmung tritt bei Konzentrationen über 191,9 mval/l ein. K^+-Ionen führen bei 28,6 mval/l (m/40) zur statistisch gesicherten Aktivierung, und bei einer Konzentration von 505,3 mval/l (m/2) zur gesicherten Hemmung. Die Abb. 2 und 3 demonstrieren die Beeinflussung durch Na^+, die Abb. 4 die durch K^+. Abb. 1 zeigt den Leerwert zu allen Belastungen.

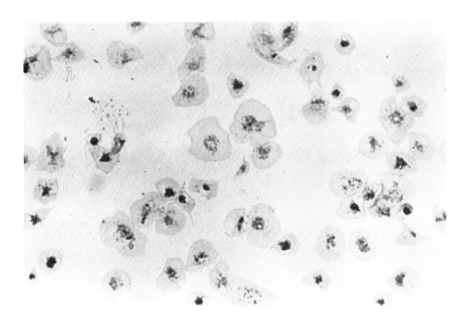

Abb. 1. Leerwert. Regelrechte Thrombozytenausbreitung bei einer Normalperson. 75 % der Thrombozyten liegen in reifer Form vor

Berücksichtigen wir das oben Gesagte, so ergibt sich (Tab. 3), daß nur schwerste Elektrolytverschiebungen zu einer Gerinnungsänderung führen können. Es zeigt sich gleichzeitig, daß therapeutische Dosen wegen der zu erwartenden Nebenwirkung nicht diskutabel sind.

Tabelle 3. Vergleich der physiologischen mit der therapeutisch wirksamen Plasmakonzentration von Na^+, K^+, Ca^{++} und Mg^{++}

| Phys. Plasmakonzentration | | Therapeutische Wirkung | | | |
| | | Aktivierung | | Hemmung | |
m val/l	mg/l	m val/l	mg/l	m val/l	mg/l
Na^+ 142	3.265	+ 21,7 (m/40)	+ 574,2	+ 49,9 (m/2)	+ 1.149
K^+ 4	156	+ 20,1 (m/50)	+ 782,4	+ 501,3 (m/2)	+ 19.551
Ca^{++} 5	100	50 (m/40)	1.002	66,8 (m/30)	1.336
Mg^{++} 2	24	+ 50 (m/40)	+ 600	+ 67,5 (m/30)	+ 810

Anm.: + bedeutet zuzüglich zur Plasmakonzentration

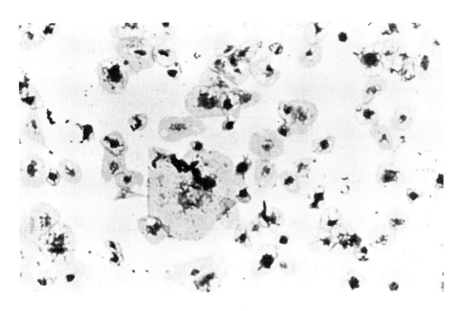

Abb. 2. Belastung mit m/40 Na$^+$: die Thrombozytenausbreitung ist aktiviert, 98 % der Thrombozyten liegen in reifen Formen vor

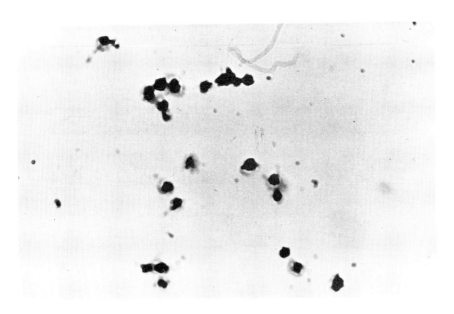

Abb. 3. Belastung mit m/2 Na$^+$: 25 % der Thrombozyten liegen als kleine Formen, die restlichen als Spinnen-, Übergangs- oder als nicht ausgebreitete Formen vor

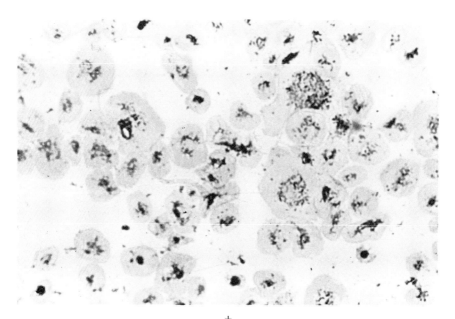

Abb. 4. Belastung mit m/40 K$^+$: 100 % der Thrombozyten sind regelrecht ausgebreitet

2- und mehrwertige Kationen haben auf enzymatische Prozesse eine katalytische Wirkung (4, 8 - 11). Hierbei müssen zwei grundsätzliche, aus der Biochemie bekannte Fakten berücksichtigt werden:

1. Den mehrwertigen Kationen bzw. ihren Verbindungen kommen unterschiedliche katalytische Wirkungen zu. Überschneiden sich die Einflüsse, so können die Katalysatoren nur teilweise gegeneinander ausgewechselt werden (2, 3, 10). Wir werden später darauf noch eingehen.

2. Alle Katalysatoren haben ein konzentrationsabhängiges Wirkungsoptimum. Am besten läßt sich dieses an den Schwermetallen demonstrieren, bei denen die hemmende Wirkung - meist als toxischer Effekt beschrieben - am besten bekannt ist. Vom Ca^{++} und Mg^{++}, aber auch vom Na$^+$ wissen wir, daß es die Wasserentziehung (10) katalysiert. Mg^{++} und Zn^{++} katalysieren die Reduktion (10).

Die Tab. 2 zeigt den Einfluß von Ca^{++} und Mg^{++} auf die Blutgerinnung. Das Ca^{++} können wir ohne Schädigung der Thrombozyten am
leichtesten ausfällen, wodurch wir auch Mangelzustände beurteilen
können. Erst beim 10-fachen der physiologischen Konzentration,
also bei 50 mval/l (m/40) statt 5 mval/l, haben wir den optimalen
Gerinnungsablauf, wie wir ja auch durch die gerinnungsphysiolo-
gischen Untersuchungen aus dem Routine-Labor wissen. Die schein-
bare Diskrepanz zwischen physiologischer Plasmakonzentration und
der für eine optimale Gerinnung erforderlichen wird verständ-
lich, wenn wir bedenken, daß im zirkulierenden Blut neben dem
ionisierten Ca^{++} auch an Proteine gebundenes vorhanden ist,
welches im Gerinnungsablauf freigesetzt wird (6), wodurch die
optimale Konzentration erreicht wird. Bei einem Ansatz mit
100,2 mval/l (m/20) Ca^{++} ist der Gerinnungsablauf statistisch
signifikant gehemmt. Die Thrombozytenausbreitung läßt sich
hierbei nicht beurteilen, da es bereits bei einer Konzentration
von m/50 Ca^{++} zur irreversiblen Aggregation kommt. Beim Mg^{++}
erleben wir schon bei einer Konzentration von m/80 eine statistisch
signifikante Aktivierung der Thrombozytenausbreitung, die bei
m/40 - entsprechend 50 mval/l - ihr Optimum findet. Von einer
Konzentration von m/20 an ist die Gerinnung statistisch signifikant gehemmt. Die Abb. 5 bis 9 sollen dieses demonstrieren.

Wir können daraus die Schlußfolgerung ziehen, daß in Abhängigkeit von der Konzentration das Mg^{++} den am besten steuerbaren
Effekt hat, ein Tatbestand, der durch die klinischen Erfahrungen
bestätigt wird (11). Für die Therapie müssen wir die Überlagerung
mit anderen Elektrolyten und Substraten berücksichtigen. Durch Zn^{++}
läßt sich der Mg^{++}-Effekt deutlich potenzieren, so daß wir nicht nur
schneller in einen aktivierenden, sondern auch hemmenden Bereich

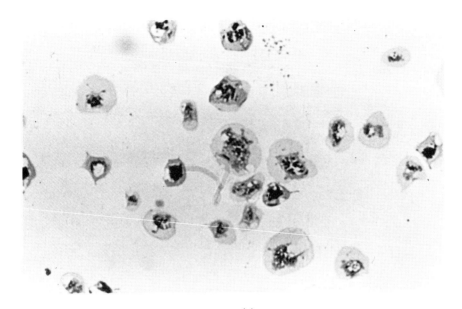

Abb. 5. Belastung mit m/80 Mg^{++}: praktisch völlige Ausbreitung der Thrombozyten

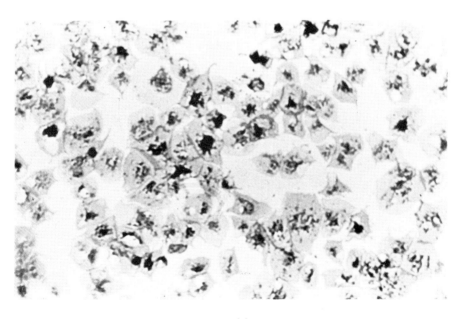

Abb. 6. Belastung mit m/40 Mg$^{''}$: 100 % Ausbreitung der Thrombozyten

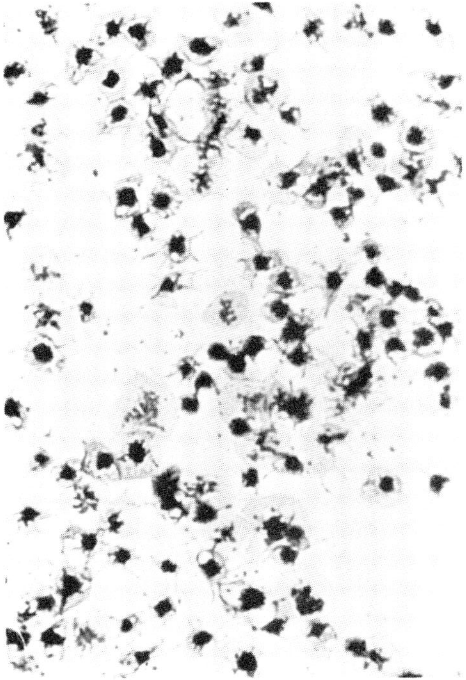

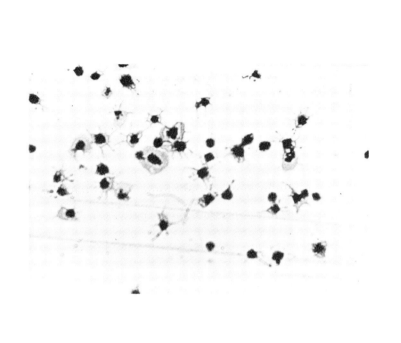

Abb. 8. Belastung mit m/10 Mg^{++}: nur noch
10 % der Thrombozyten liegen in reifer Aus-
breitungsform vor

Abb. 7. Belastung mit m/20 Mg^{++}: nur noch 25 %
der Thrombozyten sind normal ausgebreitet, der
Rest liegt überwiegend in Spinnenform vor

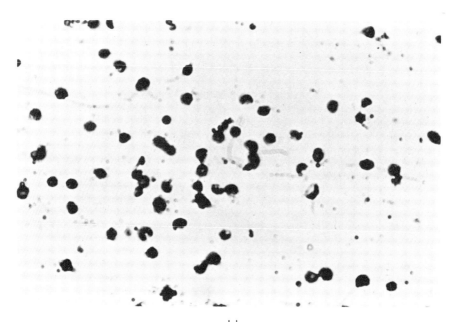

Abb. 9. Belastung mit m/2 Mg^{++}: komplette Hemmung der Thrombozytenausbreitung

kommen. Ähnliches läßt sich über die Kombination von K$^+$ und Mg^{++} nachweisen. Gemessen an der Thrombokinasebildung ist das Aktivierungsoptimum schon bei m/50 Mg^{++} erreicht, falls wir gleichzeitig m/50 K$^+$ zusetzen. Andererseits wird der Hemmeffekt von Ca^{++} und Mg^{++} durch den Zusatz von ATP teilweise wieder aufgehoben. Eine weitere Kombination ist die von Mg^{++} und Aspartat. In vitro lassen sich keine statistisch gesicherten Unterschiede zwischen MgCl$_2$ und Mg^{++}-Aspartat nachweisen, so daß von einzelnen Autoren (1) dem billigeren MgCl$_2$ der Vorzug gegeben wurde. Bei der klinischen Anwendung erzielen wir, z. B. bei der Thrombopathie, eine bessere Wirkung mit dem Mg^{++}-Aspartat als mit dem MgCl$_2$. Dies ist unseres Erachtens auf die glukoplastische Wirkung der Asparaginsäure zurückzuführen.

Da in den folgenden Referaten die klinische Anwendung detailliert
dargestellt wird, sollen abschließend nur noch 2 Beispiele die
Effektivität der Mg^{++}-Therapie in vivo demonstrieren. Dabei verwandten wir Mg^{++}-Aspartat bzw. K^{+}-Mg^{++}-Aspartat, und kein
$MgCl_2$, da sich in vergleichenden Untersuchungen im Gegensatz
zu den Versuchen in vitro bei der Anwendung in vivo das Mg^{++}-
Aspartat überlegen gezeigt hat. Um es genauer zu definieren: um
die gleichen Effekte zu erzielen, mußten wir von $MgCl_2$ z. T. die
doppelte und höhere Mengen applizieren im Vergleich zum Mg^{++}-
Aspartat.

Im ersten Fall handelt es sich um eine 27-jährige Patientin mit
einer Thrombopathie (Plättchenfaktor-3-Freisetzungsstörung) mit
verstärkter Hämatomneigung und Menstruationsblutungen, der F VIII

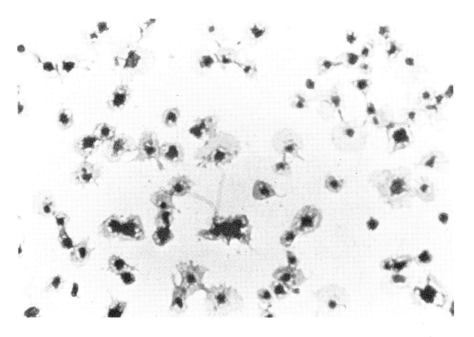

Abb. 10. 27-jährige Patientin mit einer Thrombopathie (Plättchenfaktor -3- Freisetzungsstörung) mit Neigung zur Hämatombildung
nach Mikrotraumen und verstärkter Menstruationsblutung

28

lag mit 74 % im Normbereich. Die Befunde wurden in 14-tägigem
Abstand vor der Therapie (Abb. 10) kontrolliert. Es fand sich eine
deutliche Hemmung der Thrombozytenausbreitung (Riesenformen $\emptyset$,
große und runde Formen 19 %, kleine Formen 27 %, Spinnen- und
Übergangsformen 37 % und nicht ausgebreitete Formen 17 %), die
Aggregation war mit Stufe 0 - 1 herabgesetzt, RKZ und TEG waren
pathologisch. Unter einer Therapie mit K^+-Mg^{++}-Aspartat besser-
ten sich die subjektiven Beschwerden, RKZ und TEG waren bei
Kontrollen im Normbereich und auch die Thrombozytenausbreitung
(Abb. 11) war regelrecht. Insgesamt haben wir 25 Patienten in dieser Form behandelt. Über eine Aktivierung der Thrombozytenfunktion läßt sich bei leichten bis mittelgradigen Thrombopathien meist eine Besserung erreichen. Hierbei muß jedoch da-

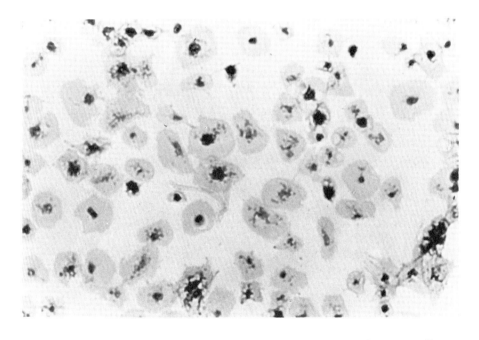

Abb. 11. Wie Abb. 10, Befund während einer Kontrolle unter 3-
monatiger K^+ Mg^{++}-Aspartat-Therapie. Die subjektiven Beschwerden und der objektive Befund haben sich deutlich gebessert

rauf hingewiesen werden, daß der gleiche Effekt auch mit Hor-
monen z. B. Antikonzeptiva erzielt werden kann und bei operativen Eingriffen etc. diese Maßnahmen allein nicht ausreichen.

Besonders gut bewährt hat sich die Mg^{++}-Therapie in der Herz-
chirurgie, wo sie bei uns Bestandteil der "cardioplegischen" Lösung ist. Durch den extracorporalen Kreislauf kommt es zu einer erheblichen mechanischen Schädigung der Thrombozyten
(Abb. 12), die postoperativ verwaschen und granular sind. Bei
der Verwendung der cardioplegischen Lösung sind die Thrombozyten wesentlich besser, d. h., fast normal strukturiert (Abb. 13).
Hierzu muß vermerkt werden, daß die Konzentration der cardioplegischen Lösung im Hemmbereich liegt. Quasi als Nebenwirkung

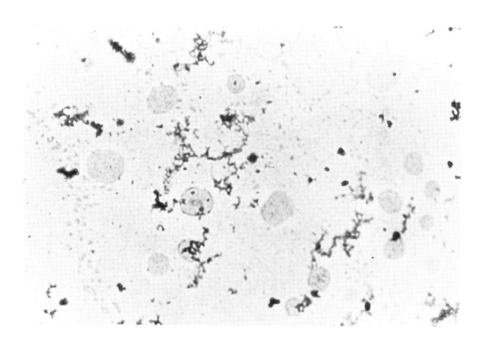

Abb. 12. 35-jähriger Patient mit Mitralstenose, Op. mit EEC
zum Klappenersatz. Die Thrombozyten sind postoperativ verwaschen und granulaarm

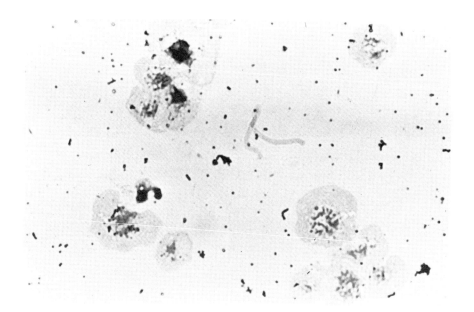

Abb. 13. 27-jähriger Patient mit komb. Mitralvitium, Op. mit EEC unter Verwendung cardioplegischer Lösung zum Klappenersatz. Die Thrombozyten sind vorwiegend normal strukturiert

werden auch die Thrombozyten in ihrer Funktion soweit gehemmt, daß sie für die mechanische Schädigung durch die Herz-Lungenmaschine weniger anfällig sind. Die nach Beendigung des ECC abklingende Mg^{++}-Wirkung geht von der Hemmung in die Aktivierung über, wodurch die Blutstillung erleichtert wird.

Zusammenfassung: In Abhängigkeit von der Konzentration beeinflussen die Elektrolyte die Blutgerinnung. Für die Therapie ist Mg^{++} am besten geeignet, da es in der Kombination mit Aspartat die am besten steuerbare Wirkung hat. Der Wirkungsmechanismus beruht auf einer Katalyse und läßt sich durch andere Kationen, wie z. B. Zn^{++} aber auch Substrate potenzieren.

Literatur

1. Birnbaum, D.: Die Wirkung des Kalium-Magnesium-Aspara-
   ginats auf den Elektrolythaushalt bei Frischoperierten.
   Bilanzstudie. Inauguraldissertation, Med. Fakultät der
   Univ. Berlin (1969)

2. Fournell, A.: Biochemische Grundlagen der Wirkung von
   Kalium-Magnesium-Aspartat. Arzneim. Forsch. 22, Beiheft S. 9 (1971)

3. Hess, B.: Enzyme im Blutplasma. Thieme Verlag, Stuttgart
   (1966)

4. Kirsch, U.; M. Marcsek, H. Pokar und V. Tilsner: Einfluß
   der Elektrolyttherapie auf die Thrombozytenfunktion im
   intra- und postoperativen Verlauf bei cardiovaskulären Eingriffen. Arzneim. Forsch. 22, Beiheft S. 44 (1971)

5. Löhr, G.W.: Der Stoffwechsel des normalen und pathologischen
   Thrombozyten. S. 196, in: E. Deutsch, E. Gerlach und K.
   Moser: Stoffwechsel und Membranpermeabilität von Erythro-
   zyten und Thrombozyten. Thieme Verlag, Stuttgart (1968)

6. Marcsek, M.; M.K. Singh, H. Busch und V. Tilsner: Beziehung zwischen der F VIII - Aktivität und dem ATPase-Sy-
   stem der Thrombozyten. S. 43, in: E. Deutsch und H.W.
   Pilgerstorfer: Haemophilia, F. K. Schattauer-Verlag,
   Stuttgart (1971)

7. Martin, W.; V. Tilsner: Einfluß der Insulintherapie auf die Blutgerinnung bei unkompliziertem Diabetes mellitus. Verh. Dtsch.
   Ges. Inn. Med. Bd. 79 (1973) 1362

8. Pokar, H.: Veränderungen der Blutgerinnung unter besonderer
   Berücksichtigung der Thrombozytenfunktion bei Patienten mit
   cardiovaskulären Eingriffen unter Verwendung der Extrakor-
   poralen Zirkulation. Inauguraldissertation, Fachbereich Medizin der Univ. Hamburg (1971)

9. Poliwoda, H.: Die klinische Bedeutung und die therapeutische Beeinflußbarkeit der Thrombozytenadhäsivität. Arzneim. Forsch.,
   22, Beiheft (1971)

10. Rauen, H. M.: Biochemisches Taschenbuch Bd. 2, Springer-Verlag, Berlin (1964)

11. Tilsner, V.; M. Marcsek, H. Pokar und U. Troll: Bedeutung des Magnesiums in der Medizin, experimentelle Untersuchungen zur Frage der Konzentration, Stabilität und Dissoziation von Magnesium-Aspartat. S. 15, in: K. Horatz und P. Rittmeyer: Kalium-Magnesium-Aspartat, Medicus-Verlag, Berlin (1973)

12. Vonend, E.; D. Böttcher, U. Knödler und V. Heinze: Veränderungen der plasmatischen Gerinnung und der Thrombozytenfunktion bei niereninsuffizienten Patienten. Med. Welt 25, 91 (1974).

DISKUSSION

SCHARA: Herzlichen Dank, Herr Tilsner, vor allem für die so wichtigen Untersuchungen zur Dosierung, über die heute mittag noch einiges zu sagen sein wird. Wird das Wort gewünscht zu dem Vortrag von Herrn Tilsner?

POLIWODA: Ich wollte fragen, wie hoch Sie bei den Thrombo-pathien das Magnesium-aspartat geben müssen.

TILSNER: Wir haben uns zuerst nach unseren in-vitro-Versuchen gerichtet und haben dabei Hemmwirkungen bekommen und dosieren jetzt sehr niedrig, und zwar zweimal am Tag 125/150 mval - bei Normalgewichtigen - bis höchstens dreimal, also eine erschütternd niedrige Dosierung. Das ist ein Beweis dafür, daß diese Bereiche, die man in-vitro austestet, zwar Daten geben, an denen wir uns orien-tieren können und die uns zur Feststellung verhelfen: "Jawohl, es gibt eine Aktivierung, es gibt eine Hemmung". Diese Daten sind aber nicht in dieser Form auf die Klinik übertragbar.

POLIWODA: Spielen bei diesen Wirkunterschieden möglicherweise auch die Temperaturen eine Rolle? Wir arbeiten ja bei in-vitro-Versuchen praktisch nur bei Zimmertemperaturen. Oder ma-chen Sie den Ausbreitungstest bei 37 $^{\circ}$C? Wahrscheinlich doch nicht!

TILSNER: Bei Zimmertemperatur.

REUTER: Zwischen 20 und 37 $^{\circ}$C ist der Unterschied nicht sehr groß; darüber wird es kritisch.

SCHARA: Wir kommen zum nächsten Vortrag der Herren Wenzel, Holzhüter und Angelkort aus Aachen. Heute spricht Herr Angelkort. Ich sage das "heute" deshalb dazu, weil diese Arbeitsgruppe jetzt schon länger von Kongress zu Kongress unterwegs ist und sich die Vortragenden, um nicht heiser zu werden, etwas abwechseln müssen. Herr Angelkort bitte.

GESTALT- UND VOLUMENÄNDERUNG VON THROMBOZYTEN IN GEGENWART KÖRPEREIGENER IONEN

Von B. Angelkort, H. Holzhüter und E. Wenzel

Für erworbene haemorrhagische Diathesen sind sehr häufig (Gross: 80 - 90 % (4), Breddin (3)) Thrombozytopathien bzw. Thrombozytopenien verantwortlich. Wenn gleichzeitig ein Thrombozytenfunktionsdcfekt vorliegt, führt eine Thrombozytopenie besonders leicht zu Blutungen und korreliert daher im allgemeinen schlecht mit dem Ausmaß der Blutungsneigung. Teste zur Abklärung von Thrombozytenfunktionsstörungen sprechen unterschiedlich empfindlich in erster Linie auf primäre (z. B. Thrombasthenie) und induzierte Plättchenstoffwechseldefekte (z. B. Einfluß des plasmatischen Milieus bei Urämie) an, erfassen in speziellen Fällen aber auch den Einfluß von Plasmaproteinen auf die Haemostasefunktion der Thrombozyten wie z. B. die verminderte Adhäsivität und Ristocetin[R]-induzierte Aggregation bei von Willebrand-Jürgens-Syndrom.

Während der blutstillende Effekt von Plasmaproteinen etwa beim von Willibrand-Jürgens-Syndrom durch Substitution von Antibleeding-Faktor auch in vivo leicht zu erkennen ist (1), läßt sich ein Einfluß kleinmolekularer Substanzen wie Glukose und zweiwertiger Ionen, insbesondere von Kalzium und Magnesium, auf die Thrombozytenfunktion bisher nur in speziellen in vitro-Testsystemen sicher nachweisen. In vivo haben auch extreme z. B. hypokalziämische Zustände keinen nachteiligen Einfluß auf den Blutstillungsmechanismus, obwohl die Bedeutung des Kalziums als

Gerinnungsfaktor IV für die Thrombinbildung und Fibrinstabili-
sierung im Reagenzglas unbestritten ist.

Die Morphologie ausgebreiteter Plättchen zeigt Funktionsstörun-
gen zwar besonders empfindlich an, läßt jedoch nur halbquantita-
tive Aussagen über den Stoffwechsel der Thrombozytengesamtpopulation zu. Wir haben in vitro im PRP von Normalpersonen und
Urämiepatienten geprüft, inwieweit unter dem Einfluß insbesondere zweiwertiger Kationen morphologische Veränderungen auftreten
und ob dieser Effekt mit einer Änderung der Volumenhäufigkeitsverteilung der Gesamtpopulation der Plättchen einhergeht.

Methodik:

Um den Einfluß zweiwertiger Kationen auf die Thrombozytenfunktion qualitativ zu beurteilen, wurden unter steigenden Konzentrationen eines Kationengemisches (Inzolen^R) und Magnesiumchlorid
im PRP von Normalpersonen und Urämiepatienten die morphologischen Veränderungen unter dem Interferenzphasenauflichtmikros-
kop mit dem Plättchenausbreitungstest nach Breddin (3) untersucht.
Die Messung der Volumenhäufigkeitsverteilung der Thrombozytengesamtpopulation erfolgte unter gleichen Versuchsbedingungen mit
einem modifizierten Coulter-Counter-Modell (ZBI) über einen an-
geschlossenen Channeleyzer und Plotter (6). Auf diese Weise lassen sich Größenveränderungen der Thrombozyten als Verschiebung
des Peakkanals mit den meisten Counts einer bestimmten Größe
nachweisen. Es ermöglicht rückzuschließen, inwieweit qualitati-
ve morphologische Veränderungen quantitativ auf die Gesamtpopulation der Plättchen übertragen werden dürfen. Gleichzeitig wurde
mit Hilfe der turbidimetrischen Messung (im durchgehenden und gestreuten Licht) der Plättchenaggregation nach Induktion durch Kolla-

gen (5 μl) und Ristocetin^R (1,5 mg) die Fähigkeit der Thrombozyten geprüft, auf äußere Reize stoffwechselmäßig mit einer typischen Release-Reaction zu reagieren (2,7). Die Freisetzung von Plättchen Faktor 3 und Thrombosthenin wurde thrombelastographisch nachgewiesen (Skriningtest).

Ergebnisse:

Nach Zugabe von Inzolen^R in einer Konzentration von 1,25 bis 1,65 x 10^{-2} M/l Magnesium-DL-Aspartat verbesserte sich die Ausbreitungsfähigkeit von Urämieplättchen deutlich. Sie hafteten im Vergleich zum Leerwert wie bei Normalpersonen an der Plastikoberfläche an und breiteten sich nahezu vollständig aus (Abb. 1). Bei einer Konzentration von 1,85 x 10^{-2} M/l Magnesium-Aspartat war dieser Effekt nicht mehr nachweisbar: die Haftneigung erschien vermindert, die Ausbreitungsfunktion gehemmt.

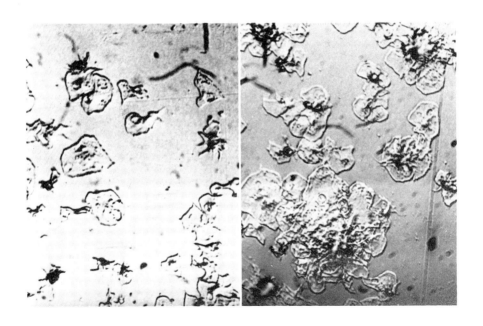

Abb. 1

Bei stoffwechselgesunden Plättchen war ein Einfluß von Magnesium-
Aspartat weniger deutlich nachzuweisen. Lediglich die Haftneigung
erschien etwas verbessert (Abb. 2). Stoffwechselgesunde und urä-
mische Plättchen zeigten eine auffällige Neigung zu reversibler
und irreversibler Spontanaggregation.

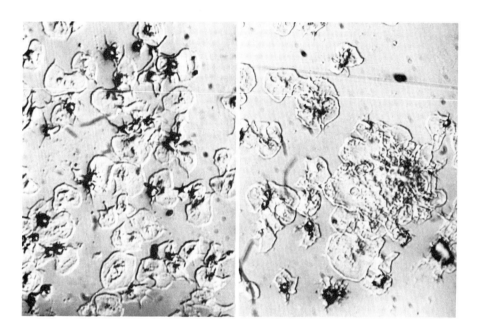

Abb. 2

Die Volumenhäufigkeitsverteilung entsprach weitgehend den morphologischen Befunden: Unter steigender Inzolen^R-Konzentration (bis
$1,65 \times 10^{-2}$ M/l Magnesium-Aspartat) verschob sich im PRP von
Urämikern und Normalpersonen der Peakkanal mit den höchsten
Plättchen-Counts in Richtung auf eine Zunahme größerer Teilchen;
die Plättchenvolumina nahmen zu(um $0,23 - 1,51 \, \mu^3$, je 5 Kontroll-
versuche mit Thrombozyten von Normalpersonen und Urämiepatienten). In Gegenwart von über $1,58 \times 10^{-2}$ M/l Magnesium-Aspartat
waren die Volumina mit einer Ausnahme wieder kleiner (Abb. 3, 4).

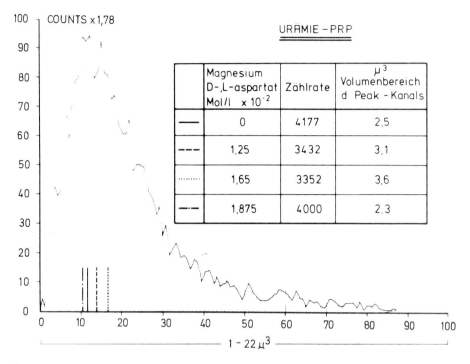

	Magnesium D-,L-aspartat Mol/l x 10^{-2}	Zählrate	μ^3 Volumenbereich d Peak - Kanals
——	0	4177	2,5
---	1,25	3432	3,1
········	1,65	3352	3,6
—·—	1,875	4000	2,3

Abb. 3

Übereinstimmend mit den morphologischen Befunden im Ausbreitungstest lassen die Ausgangswerte der Volumenhäufigkeitsverteilung bei
Patienten mit Urämie eine deutliche Vermehrung kleinerer Thrombozyten erkennen: Normalpersonen (N = 16) - M = 4,589 μ^3, Urämiker
(N = 9) - M = 3,995 μ^3 (s = 95 %).

Die Kollagen- und Ristocetin-induzierte Aggregation wird durch Zu-
gabe von Inzolen[R] bis zu einer Konzentration von 1,65 x 10^{-2} M/l
Magnesium-Aspartat verstärkt. Ein gleicher Befund ergibt sich in
Gegenwart nur von Magnesiumchlorid (2,5 - 4,5 x 10^{-3} M/l).
Dies läßt sich gleich empfindlich mit der Intensitätszunahme
des durchgelassenen wie des gestreuten Lichtes nachweisen
(Abb. 4).

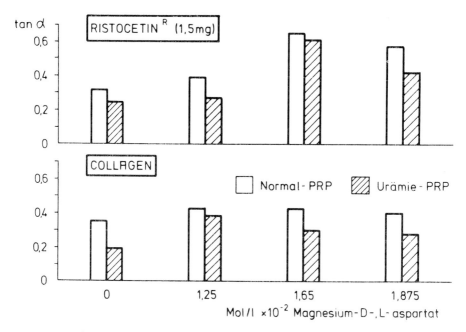

Induz. Aggregation nach BORN bei Zugabe verschiedener Magnesium -
D-, L-aspartat-Konzentrationen

(252)

Abb. 4

Die Freisetzung von Plättchenfaktor 3 und Thrombosthenin scheint
abhängig von der Konzentration der Magnesiumionen ebenfalls beschleunigt zu werden: nach Rekalzifikation des PRP von Normalpersonen und Urämiepatienten werden die R-Zeiten als Maß für
die Plättchenfaktor 3-Freisetzung unter steigender Konzentration
von Magnesium-Aspartat zunächst kürzer. Bei höheren Konzentrationen werden sie besonders bei Urämiepatienten wieder länger.
Die maximale Thrombusfestigkeit als Maß für den Retraktionsvor-
gang nimmt ebenfalls zu.

Diskussion:

Neben Fibrinogen, Glukose und Kalziumionen (3) sind Magnesiumionen für die Thrombozytenfunktion essentiell. Sie scheinen kon-

zentrationsabhängig und damit wahrscheinlich spezifisch über eine
Aktivierung von ATPasen in den Glykolysestoffwechsel einzugrei-
fen und so indirekt eine Bereitstellung energiereicher Phosphate
zu bewirken (11, 12).

Nach Untersuchungen von Tilsner, Bierstedt und Jacobi vermag die
Applikation von magnesiumhaltigen Lösungen die Haemostasefunktion der Plättchen zu bessern (13, 8). Im allgemeinen dürfen in
vitro-Ergebnisse nicht ohne Einschränkungen auf in vivo-Verhält-
nisse übertragen werden. Die morphologische Beurteilung von ausgebreiteten Plättchen und die Messung der Volumenhäufigkeitsverteilung der Thrombozytengesamtpopulation ermöglicht, primäre
und besonders milieubedingte (3) thrombozytogene Funktions-
schäden zu erfassen. Mit dem Nachweis von Volumenverände-
rungen innerhalb der Gesamtthrombozytenpopulation durch die
Messung der Volumenhäufigkeitsverteilung kann eine quantita-
tive Aussage über die eng mit dem Stoffwechsel verknüpften
morphologischen Veränderungen der Plättchen gemacht werden. Die Funktionsfähigkeit besonders reversibel geschädig-
ter Thrombozyten wie z. B. bei Urämiepatienten wird in Korrelation zur Konzentration der Magnesiumionen günstig beeinflußt. Die Haftneigung und die Ausbreitungsfähigkeit nehmen zu,
es tritt eine Neigung zu reversibler und irreversibler Spontanaggregation auf. Die Veränderungen sind bei Plättchen von Normalpersonen schwächer ausgeprägt und können nach der Volumenhäufigkeitsverteilung auf die Thrombozytengesamtpopulation übertragen werden. Die Plättchenvolumina nehmen innerhalb eines engen Molaritätsbereichs ($1,25 - 1,65 \times 10^{-2}$ M/l
Magnesium-Aspartat) in Korrelation der zugesetzten Magnesium-
ionen-Konzentration zu und werden bei Überschreiten einer Höchst-
konzentration von Magnesium-Aspartat ($1,85 \times 10^{-2}$ M/l) wieder

kleiner. Generell sind stoffwechselgeschädigte Thrombozyten
von Urämiepatienten mit einem S von 95 % außerhalb zufälliger
Schwankungen kleiner als stoffwechselgesunde Plättchen von Normalpersonen. Die Kollagen- und Ristocetin-induzierte Plättchenaggregation, die als Funktionstest eher als unempfindlich angesehen werden muß, ist im magnesiumhaltigen Plasma gleichfalls
gesteigert und die Freisetzung gerinnungsaktiver Proteine wie
Plättchenfaktor 3 und Thrombosthenin wird beschleunigt, obwohl
die Freisetzungsreaktion verhältnismäßig stoffwechselunabhängig
ist und auch bei erheblich funktionsgestörten Plättchen nachgewiesen werden kann.

Der innerhalb einer relativ engen Molaritätsgrenze nachzuwei-
sende konzentrationsabhängige Effekt von Magnesiumionen auf
die Funktionsfähigkeit vor allem milieubedingt stoffwechselge-
störter Thrombozyten ist als Erhöhung der "Reaktionsbereit-
schaft" auf äußere Reize aufgrund einer vermehrten Bereitstellung energiereicher Phosphate zu deuten. Wird eine kritische
Magnesiumkonzentration überschritten, scheint dieser ATPase-
abhängige Stoffwechseleffekt gehemmt zu werden.

Uns erscheint es wichtig, mit empfindlichen Testen wie dem
Ausbreitungstest und der Messung der Volumenhäufigkeitsverteilung weiter in vitro zu untersuchen, inwieweit der spezifische Effekt von Stoffwechselhemmstoffen in Anwesenheit von
Magnesium quantitativ vermindert wird, um zu entscheiden,
ob bei primären Blutstillungsstörungen infolge spezieller Stoff-
wechselschädigungen der Plättchen die Zufuhr von Magnesium
auch in der Klinik sinnvoll erscheint.

Literatur

1. Angelkort, B., H. Holzhüter, E. Wenzel: Med. Welt 48, 3, 1972

2. Born, G. V. R., M. J. Cross: J. Pysiol. 41, 168, 1963

3. Breddin, K.: F. K. Schattauer-Verlag, Stuttgart, 1968

4. Gross, R.: Haemt. Bluttransf. 6, 176, 1967

5. Gorstein, F., H. J. Carroll, E. Puskin: J. Lab. and Clin. Med. 70, 6, 938, 1967

6. Holzhüter, H., E. Wenzel, B. Angelkort: Jahrestagung der Dtsch. Arbeitsgemeinschaft f. Blutgerinnungsforschung, Bern, 1974, im Druck

7. Howard, M. A., B. G. Firkin: Thromb. et Diath. Haemorrh. 26, 2, 362, 1971

8. Jacobi, E., E. Poliwoda: Arzneim. Forsch. 22, 81

9. Lüschner, E. F.: Bull. d. Schweiz. Akad. d. med. Wissenschaften 29, 4-6, 165, 1973

10. Markwardt, F.: in Deutsch E. Gerlach, K. Moser: G. Thieme-Verlag, Stuttgart, 266, 1968

11. Miller, R.K., W. O. Berndt: Proc. Soc. Exp. Biol. and Med. 143, 118, 1973

12. Nakahara, M., T. Yoshihara, T. Tokita, Y. Nakanishi, H. Sakahashi, N. Skibata: Arzneim. Forsch. 16, 1491, 1966

13. Ruhstrat, K., M. Marcsek, P. Bierstedt: Arzneim. Forsch. 19, 1566, 1969

14. Salzmann, E.W.: New Engl. J. of Med. 286, 358, 1972

DISKUSSION

SCHARA: Schönen Dank, Herr Angelkort, für diese Untersuchungen, die auch wieder hinauslaufen auf das, was Herr Tilsner schon gesagt hat, daß die Konzentration der Mittel, die wir verabfolgen, ganz entscheidend wichtig ist. Wie hoch sind Ihre Konzentrationen im Vergleich zu der Grenzkonzentration von Herrn Tilsner, der vierzigstel-molaren Lösung?

ANGELKORT: Wenn man dies umrechnet, sind die Konzentrationen wie wir sie verwendet haben in vitro für die Hemmwirkung deutlich niedriger.

SCHARA: Sind noch Fragen an Herrn Angelkort? Dann darf ich jetzt Herrn Reuter bitten, der über die Wirkung von den Aspartaten auf die Thrombozytenaggregation und -adhäsivität sprechen wird. Herr Reuter ist Chemiker und kommt von der Klinik Gross aus Köln.

DER EINFLUSS VON INZOLEN AUF ULTRASTRUKTUR, STOFFWECHSEL UND FUNKTIONEN MENSCHLICHER BLUTPLÄTTCHEN

Von H. Reuter und H. Linker

Auf Grund der kausalen Zusammenhänge zwischen Plättchenfunktionen und Thrombose stehen als antithrombotische Substanzen vor allem solche im Vordergrund des Interesses, die direkt
oder indirekt eine hemmende Wirkung, insbesondere auf Aggregation und Adhäsion der Blutplättchen ausüben (1, 2). Eine Hemmung der Plättchenfunktionen kann entweder durch Beeinflussung
des Plättchenstoffwechsels, durch direkten Angriff an den Plättchen oder durch Einwirkung der antithrombotischen Substanz auf
einen, für die funktionelle Aktivität der Plättchen essentiellen
Plasmafaktor zustande kommen.

Im folgenden möchte ich über orientierende Untersuchungen zur
Wirkung von Inzolen auf Ultrastruktur, Stoffwechsel und Funktionen menschlicher Blutplättchen berichten.

Wie JACOBI und POLIWODA (3) zeigen konnten, wird die mit
Hilfe der Fasermethode bestimmbare Adhäsion der Plättchen
in vitro durch Inzolen signifikant erniedrigt. Eine maximale
Hemmung wird durch 5 ml Inzolen pro 200 ml Blut erreicht.
Eine durch Entkopplung der Atmungskette mit Dinitrophenol
hervorgerufene Steigerung der Plättchenadhäsion konnte durch
vorherige Zugabe von Inzolen verhindert, eine durch Dinitrophenol hervorgerufene Steigerung der Plättchenadhäsion durch
nachträglich zugegebenes Inzolen jedoch nicht gesenkt werden.

Untersuchungen von POLIWODA (4) an einem Kollektiv von 16
Patienten ergaben ebenfalls eine Senkung der postoperativ ge-
steigerten Adhäsivität durch Inzolen. RUHSTRAT und Mitarbeiter (5) berichten über eine Verkürzung der Gerinnungszeit
im TEG sowie eine erhöhte Aggregationsbereitschaft, die durch
eine Magnesium-induzierte Aktivierung von ATPasen erklärt
wird.

Im Gegensatz zu diesen, die Aggregation betreffenden Befunden
beschreiben GAVRILESCO und Mitarbeiter (6) eine in vivo- und
in vitro-Hemmung der Aggregation durch Inzolen, die über eine
Stimulierung der ATP-Synthese zustande kommen soll. Hier
liegen unseres Erachtens widersprüchliche Untersuchungsergeb-
nisse vor, die sich nicht durch methodische Faktoren erklären
lassen.

Bei unseren in vitro mit plättchenreichem Citratplasma bzw. mit
Citratblut an Normalpersonen unter standardisierten Bedingungen
durchgeführten Untersuchungen wurden folgende Befunde erhoben:

Bei kurzzeitiger Einwirkung von 1 ml Inzolen auf 9 ml Citratblut
traten an den Blutplättchen keine Veränderungen der Ultrastruktur auf. Abb. 1 zeigt normale Blutplättchen in 23.000-facher
Vergrößerung. Die spindelförmigen Plättchen lassen deutlich
Plättchenfaktor 3 und Plättchenfaktor 4, sowie lysosomale Enzyme enthaltenden α-Granula, die Mitochondrien oder ß-Gra-
nula und die Glykogenspeicherorganellen, das sogenannte γ-Gra-
nulomer erkennen. Besonders muß auf die Untergrundstruktur
der elektronenmikroskopischen Aufnahme hingewiesen werden
(Abb. 1 und 2). Die in Gegenwart von Inzolen präparierten Plättchen weisen gegenüber normalen Plättchen keine strukturellen

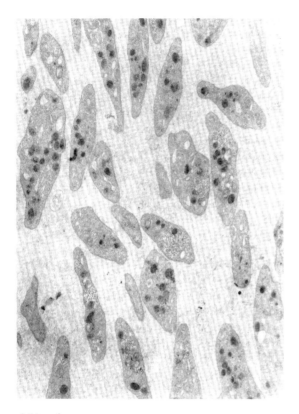

Abb. 1

Unterschiede auf (Abb. 3 und 4). Dagegen sind im umgebenden
Plasma deutliche Veränderungen festzustellen. Es erscheint
homogen und stark aufgehellt.

Tabelle 1 gibt eine Übersicht über den Stoffwechsel der Blutplättchen nach verschiedenen Kontaktzeiten mit Inzolen. Hierzu
wurden aus EDTA-Plasma gewonnene Plättchensedimente in
Warburgpuffer bzw. in mit Warburgpuffer 1:10 verdünntem Inzolen 5 Minuten, 1 Stunde und 3 Stunden bei 37 $^{\circ}$C inkubiert und
dann die Substrate Lactat, Pyruvat, ATP, ADP und AMP, der
Sauerstoffverbrauch und die CO_2-Bildung bestimmt.

Tabelle 1. Stoffwechselparameter von Blutplättchen nach Einwirkung von Inzolen

		Lactat	Pyruvat	ATP	ADP	AMP	O_2-Verbrauch	CO_2-Bildung
Kontrolle	5 M	160,8 ± 30,2	4,8 ± 0,8	8,9 ± 0,6	3,4 ± 0,8	3,5 ± 0,8	34,9 ± 7,7	38,7 ± 8,6
	1 H	181,2 ± 41,0	5,8 ± 0,6	10,1 ± 2,2	4,2 ± 0,8	3,5 ± 0,8	41,0 ± 6,2	45,5 ± 6,9
	3 H	190,0 ± 51,7	6,0 ± 1,3	9,8 ± 1,8	2,9 ± 0,8	3,1 ± 1,0	38,9 ± 8,8	40,7 ± 10,8
Inzolen	5 M	106,5 ± 23,9	3,0 ± 0,7	4,7 ± 2,2	1,9 ± 0,5	12,3 ± 2,3	16,3 ± 9,6	17,9 ± 10,9
	1 H	110,5 ± 35,6	3,4 ± 0,6	4,3 ± 0,8	2,7 ± 0,3	11,5 ± 1,9	31,7 ± 9,5	35,0 ± 10,5
	3 H	119,5 ± 14,1	3,3 ± 0,9	4,7 ± 2,1	1,8 ± 0,8	11,0 ± 1,4	32,9 ± 9,3	36,4 ± 10,4

Angaben in μ mol / 10^{11} Plättchen

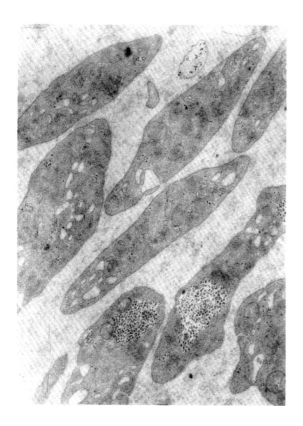

Abb. 2

Bei den Kontrollen nimmt die Lactatbildung mit wachsender Inkubationszeit zu, insgesamt im Verlauf von 3 Stunden um etwa 20 %.
Ein entsprechendes Verhalten zeigen die Plättchen in Gegenwart
von Inzolen, allerdings mit dem Unterschied, daß die zu jedem
Zeitpunkt bestimmte Lactatbildung um etwa 40 % unter der der Kontrollen liegt. Entsprechende Werte findet man für Pyruvat, so daß
das Verhältnis von Lactat zu Pyruvat mit 33,5; 31,2 und 31,6 für
die Kontrollen und mit 35,5; 32,5 und 34,0 für Inzolen praktisch
konstant bleibt. Besonders ausgeprägt zeigt sich der Einfluß von

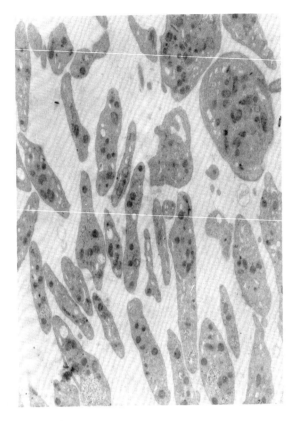

Abb. 3

Inzolen auf den Plättchenstoffwechsel an den ATP-Spiegeln,
die zu jedem Zeitpunkt der Inkubation in den mit Inzolen in-
kubierten Plättchen gegenüber den Kontrollen signifikant (um
etwa 50 %) erniedrigt sind. Der Sauerstoffverbrauch zeigt lediglich bei 5-minütiger Inkubationszeit in Gegenwart von Inzolen eine dem reduzierten ATP-Gehalt entsprechende Abnahme
um 50 %. Bereits nach einstündiger Inkubation wird ein Wert
erreicht, der nur um 23 % unter dem der Kontrollen liegt. Nach
dreistündiger Inkubation beträgt der Sauerstoffverbrauch der mit
Inzolen behandelten Plättchen 82 % des für die Kontrollen er-
mittelten. Die Summe der Konzentrationen der Adeninnucleotide

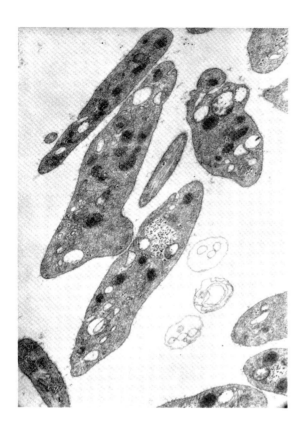

Abb. 4

(Tabelle 2) bleibt während der Inkubation in Warburgpuffer praktisch konstant und unterscheidet sich in den mit Inzolen behandelten Plättchen nur unwesentlich von den Kontrollwerten. Die
erhobenen Befunde sprechen für eine Erniedrigung der glykoly-
tischen Flußrate durch Inzolen. Nur bei kurzzeitiger Inkubation
ist auch eine Hemmung der oxydativen Phosphorylierung festzustellen, die den auf etwa 50 % der Kontrollen erniedrigten ATP-
Spiegel erklärt. Weshalb bei fast normaler Sauerstoffaufnahme,
wie sie bei ein- und dreistündiger Inkubation gefunden wird, der
ATP-Spiegel nicht ebenfalls wieder ansteigt, muß durch differen-

ziertere Untersuchungen geklärt werden. Möglicherweise spielt hier eine Aktivierung der K^+- und Mg^{++}-abhängigen ATPasen eine Rolle.

Tabelle 2. Summe der Adeninnucleotide (μ mol/10^{11} Plättchen)

Inkubation	Kontrolle	Inzolen
5 Minuten	16, 5	18, 9
1 Stunde	17, 8	18, 5
3 Stunden	15, 8	17, 5

Die funktionellen Untersuchungen betreffen die Retention der Blutplättchen in einem Glasperlenfilter (7), sowie die durch ADP und Collagen in Citratplasma induzierte Aggregation (8). Eine Bestimmung der Retention unter Verwendung von Nativblut (Hellem II) ließ sich mit Inzolen nicht durchführen, da die Zugabe von einem

Tabelle 3. Einfluß von Inzolen auf die Retention (Hellem-Test)

Kontrollen	Inzolen
10, 3 %	11, 0 %
23, 0 %	7, 4 %
32, 4 %	8, 1 %
10, 7 %	35, 3 %
45, 1 %	30, 0 %
32, 1 %	24, 8 %
28, 8 %	20, 7 %
29, 6 %	10, 5 %
36, 7 %	19, 5 %
45, 1 %	7, 0 %
29, 4 $\pm$ 12, 1 %	17, 4 $\pm$ 10, 2 %

$p < 0, 05$

Teil Inzolen zu 9 Teilen Nativblut im Glasperlenfilter zur Gerinnung führt. Bei Verwendung von Citratblut wurden die in
Tabelle 3 dargestellten Ergebnisse erzielt. Insgesamt ergibt
sich in Gegenwart von Inzolen eine signifikante Erniedrigung
der Retention von $29,4 \pm 12,1$ % auf $17,4 \pm 10,2$ %.

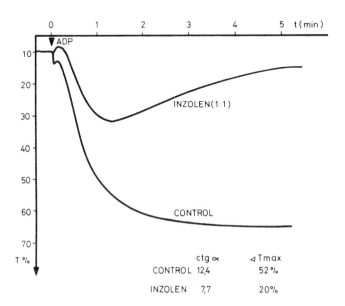

Abb. 5

Abb. 5 zeigt den Einfluß von Inzolen (1:1) auf die durch ADP
in Citratplasma ausgelöste Aggregation. Danach wird die Geschwindigkeit der Aggregation, ausgedrückt durch den ctg des
Anstiegswinkels α der Aggregationskurve um 38,9 %, das Ausmaß der Aggregation, ausgedrückt durch die Änderung der
Transmission um 61,2 % gehemmt. Außerdem kommt es nach
Erreichen der maximalen Aggregation in Gegenwart von Inzolen
zu einer 82,5 %igen Desaggregation, die im Verlauf von 4 Minuten abläuft. Wie Abb. 6 zeigt, kommt es auch nach Ausbildung

54

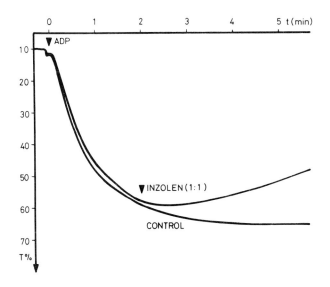

Abb. 6

relativ fester Aggregate durch nachträgliche Zugabe von Inzolen
noch zu einer Desaggregation. Abb. 7 zeigt eine normale Aggregationskurve, wie sie durch relativ niedrige ADP-Konzentratio-
nen induziert wird. Die 2. Phase der Aggregationskurve verkör-
pert die Freisetzung von ADP aus den Plättchen, das dann zu
weiterer Aggregation Anlaß gibt. In Gegenwart von Inzolen kommt
es nicht zur Freisetzungsreaktion, gleichzeitig wird die Geschwindigkeit der primär durch exogenes ADP ausgelösten Aggregation
verringert. Das bedeutet, daß Inzolen sowohl die primär durch
ADP induzierbare Aneinanderlagerung von Blutplättchen zu locke-
ren Aggregaten, als auch die Freisetzungsreaktion zu hemmen
vermag. Abb. 8 zeigt die Hemmung der Collagen-induzierten
Aggregation durch Inzolen. Dabei wird die Geschwindigkeit der
Aggregation im gleichen Maße wie bei Induktion der Aggregation
durch ADP, nämlich zu 35 % gehemmt, die prozentuale Aggregation
dagegen nur zu 15,3 %. Eine desaggregierende Wirkung von
Inzolen auf die durch Collagen induzierten Aggregate läßt
sich dagegen nicht nachweisen (Abb. 9).

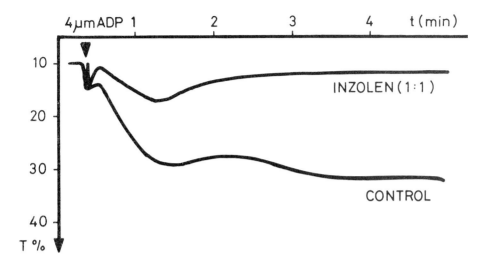

Abb. 7

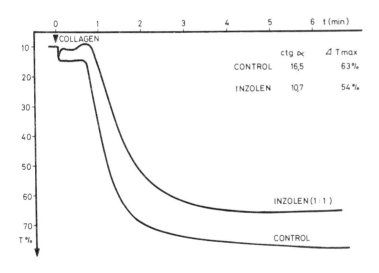

Abb. 8

Zusammenfassend kann festgestellt werden, daß Inzolen sowohl die Retention als auch die ADP- und die Collagen-indu-
zierte Aggregation zu hemmen vermag. Eine desaggregieren-

56

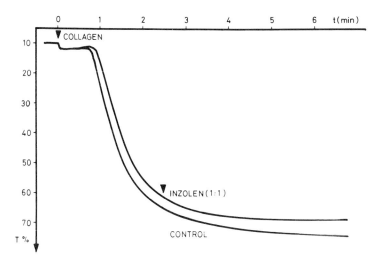

Abb. 9

de Wirkung läßt sich nur nachweisen, wenn es sich um reversible, lockere Aggregate handelt. Die Wirkung von Inzolen auf den Stoffwechsel der Plättchen spricht gegen eine membranstabilisierende Wirkung. Wie Untersuchungen mit anderen membranaktiven Substanzen gezeigt haben (9), findet sich in diesen Fällen ein ATP-Spiegel, der den der Kontrollen im allgemeinen noch übersteigt.

Literatur

1. Reuter, H.: Die Hemmung der Plättchenfunktionen durch chemische Substanzen. In: Verhdlgn. Dtsch. Arbeitsgem.f. Blutgerinnungsforschung, 16. Tagung Bonn 1972, F. K. Schattauer Verlag, Stuttgart 1973, S. 221-234.

2. Gross, R., H. Reuter: Clinical and Experimental Experiences with Antithrombotic Substances. In: Platelet Adhesion and Aggregation in Thrombosis: Countermeasures. Hrsg.: E.F. Mammen, G.F. Anderson, M. I. Barnhart, F. K. SchattauerVerlag, Stuttgart 1970, S. 185-195.

3. Jacobi, E., H. Poliwoda: Über die Beeinflussung der Thrombocytenadhäsivität durch Inzolen. In: Kalium-Magnesium-Aspartat, Kolloquium 1971, Hamburg-Eppendorf, Medicus-Verlag
Berlin 1973, S. 81-86.

4. Poliwoda, H.: Die klinische Bedeutung und die therapeutische Beeinflußbarkeit der Thrombocytenadhäsivität.
In: Biochemische Eigenschaften und Möglichkeiten der
klinischen Anwendung von Kalium-Magnesium-Aspartat,
Arzneimittelforschung, 22. Beiheft 1973

5. Ruhstrat, K., M. Marcsek: Untersuchungen über den Einfluß von Kalium-Magnesium-Aspartaten auf thrombo-
cytäre Erkrankungen. In: Biochemische Eigenschaften
und Möglichkeiten der klinischen Anwendung von Kalium-
Magnesium-Aspartat, Arzneimittelforschung, 22. Beiheft 1973

6. Gavrilesco, S., G. Deutsch, F. Bartl: Sur quelques effets
pharmacodynamiques des sels de K et de Mg de l'acide
d,l-aspartique (Action sur la respiration cellulaire,
circulation rénale et adhesivité plaquettaire). Agresso-
logie 9, No. 5, 591-596, (1968)

7. Linker, H., H. Reuter: Die Bestimmung der Adhäsion von
Blutplättchen im Nativblut. Med. Welt 23 (N.F.),
1381-1382 (1972)

8. Reuter, H.: Untersuchungen zur Wirkung chemischer Substanzen auf die Funktionen menschlicher Blutplättchen
mit Hilfe standardisierter Bestimmungsmethoden.
Habilitationsschrift Köln 1973

9. Reuter, H.: The Effect of Drugs on Function and Metabolism
of Human Platelets. Symposion on the Role of Platelets
in Hemostasis and Thrombosis, Prag 1971, Abstract,
S. 51

DISKUSSION

SCHARA: Schönen Dank, Herr Reuter. Über die Dosierungsfra-
gen, die auch hier wieder eine Rolle spielten, und die, glaube
ich, in gewissem Widerspruch stehen zu dem Vortrag von Herrn
Angelkort, müßten sich die Thrombozytenforscher untereinander
unterhalten. Gibt es hierzu etwas vorzubringen?

ANGELKORT: Womit haben Sie die Plättchenaggregation
induziert? Handelt es sich um die ADP-induzierte Aggregation?

REUTER: Nein, wir haben mit Ristocetin oder Collagen induziert. Unter ADP haben wir nicht so gut reproduzierbare
Ergebnisse bekommen.

ANGELKORT: Das kann ich bestätigen. Wir haben auch für
unsere Untersuchungen zur Auslösung des Aggregationsvor-
ganges Ristocetin und Collagen verwendet. Auch damit haben
wir ähnlich repräsentative Kurvenverläufe erzielt, wie Sie
dargestellt haben.

REUTER: Unter Collagen und Ristocetin war der Effekt immer
reproduzierbar.

SCHARA: Bei Bedingungen in vitro muß man ja immer wieder den Versuchsansatz mit berücksichtigen, und wenn der von vornherein unterschiedlich ist, ist es durchaus möglich, daß die Ergebnisse sich dann auch unterscheiden. Noch weitere Fragen dazu?

POLIWODA: Wir prüften vor einigen Jahren an dem Mesenterium der Ratte den Einfluß von Aspartat-Kombinationen, wie sie im Inzolen vorliegen und fanden dabei, daß dadurch vornehmlich die frühe Phase der Thrombusbildung im Sinne einer reduzierten Thrombogenese beeinflußt wird. Unter früher Phase verstehe ich dabei die ersten 2 bis 3 Minuten der Thrombusbildung, also jene Zeit, in der die Plättchenaggregate noch desaggregieren können. Die späteren Phasen der Thrombusbildung waren durch Inzolen nicht mehr beeinflußbar.

SCHARA: Ich möchte jetzt Herrn Jacobi bitten, der früher bei Herrn Poliwoda gearbeitet hat; sie kennen die Literatur. Herr Jacobi ist jetzt in Düsseldorf in der II. Med. Klinik.

Über die Wirkung von Aspartaten auf die Thrombozyten-Adhäsivität beim Menschen

Von E. Jacobi und K. Burkert

Thrombozyten können nur in ihrem dynamischen Funktionszusammenhang beurteilt werden. Weil elektrophysiologische Phänomene die Thrombozyten zur Thrombusbildung veranlassen, sollte die Thrombozytenadhäsivität in einem Meßsystem gemessen werden, bei dem aus strömendem Vollblut sich an Fremdoberflächen Thromben bilden. Einen solchen Versuchsaufbau zeigt die Abb. 1.: In einer Glaskapillare befindet sich ein Faserbündel aus Nylonfasern. Mittels eines Spritzenkolbens, der auf einem Perfusor sitzt, wird Citratblut mit definierter Geschwindigkeit an den Fasern vorbeigeströmt, wobei sich dann zwischen den Fasern Thromben bilden.

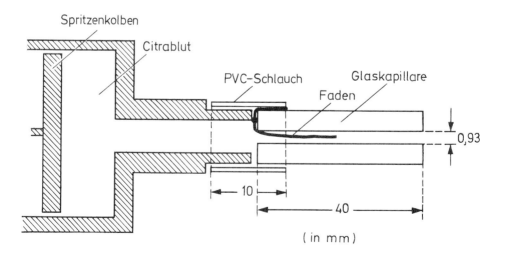

Abb. 1

Anschließend wird das Faserbündel vorsichtig aus der Kapillare herausgezogen und in Aqua dest. gelegt, um die wenigen mit anhaftenden Erythrozyten zu hämolysieren und das Plasma auszuwaschen. Die Menge des abgeschiedenen Thrombozytenproteins, bestimmt mit dem Folin-Reagenz, dient als Maß für die Thrombozytenadhäsivität (Abb. 2).

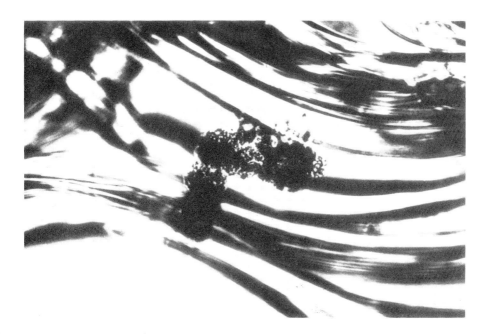

Abb. 2

Zu den Substanzen, die die Thrombozytenadhäsivität beeinflussen, zählt man auch das Inzolen, ein Gemisch aus Alkali- und Schwermetallaspartaten. In einer ersten Versuchsserie (Abb. 3) wurde die Senkung der mit dem Fasertest gemessenen Thrombozytenadhäsivität bei verschiedenen Inzolen-Konzentrationen im Blut geprüft. Es zeigte sich eine Senkung bei einem Konzentrationsbereich von etwa 5 ml Inzolen pro 100 ml Blut bis auf etwa die Hälfte des

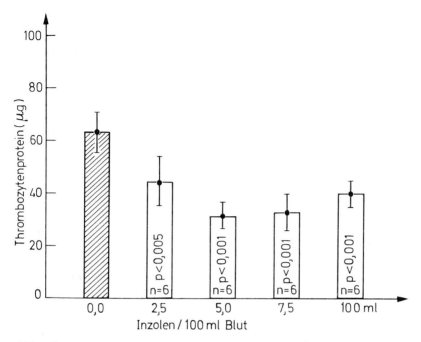

Abb. 3

Ausgangswertes. Bei höheren Konzentrationen kam es zu einem er-
neuten Anstieg der Thrombozytenadhäsivität.

Um zu prüfen, welche Einzelsubstanzen des Inzolens für die Sen-
kung der Thrombozytenadhäsivität verantwortlich sind, wurden die
einzelnen Aspartate in verschiedenen Konzentrationen (1/10, 1, 10,
Ampullen Inzolen/ 70 kg Körpergewicht entsprechend) dem Testan-
satz zugesetzt (Abb. 4). Wie der Abbildung zu entnehmen ist, senkt
Kalium-aspartat ebenso wie Inzolen die Thrombozytenadhäsivität.
Auch Kobalt-aspartat zeigt überraschenderweise einen Effekt.
Kaliumchlorid senkt auch die Thrombozytenadhäsivität.

Die übrigen Substanzen des Inzolens (Magnesium-, Kupfer-, Mangan-
und Zink-aspartat) lassen keine signifikante Senkung der Thrombozytenadhäsivität erkennen (Abb. 5).

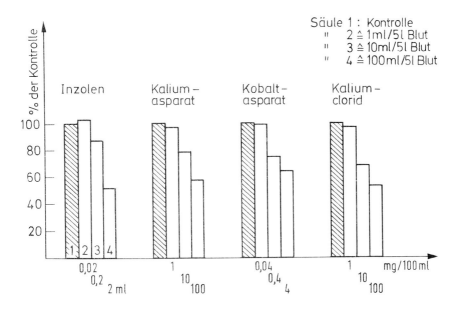

Abb. 4

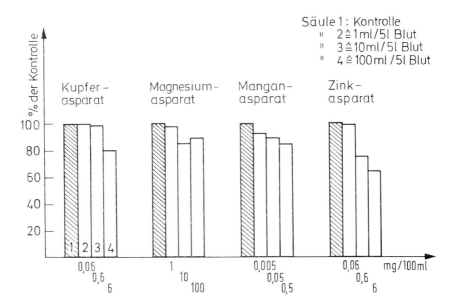

Abb. 5

64

Bei einem chirurgischen Kollektiv der Medizinischen Hochschule Hannover wurde die Thrombozytenadhäsivität einen Tag vor der Operation, zwei Tage nach der Operation und am vierten postoperativen Tag gemessen (Abb. 6). Man erkennt, daß eine Reihe von Patienten

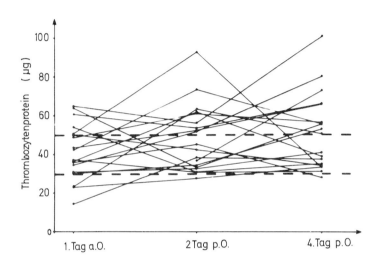

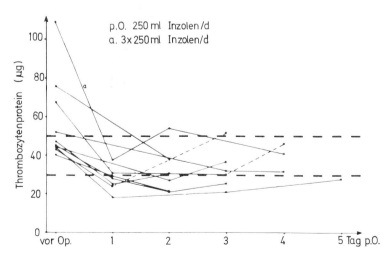

Abb. 6

zum Teil erhebliche Erhöhungen der Thrombozytenadhäsivität
aufweisen (gestrichelte Linie in Abb. 6 = Normalbereich). Unter Inzolen bleibt diese postoperative Erhöhung der Thrombozytenadhäsivität aus. In der Regel wurden 250 ml über 12 Stunden gegeben.

Bei der Varizenexhairese nach Babcock kommt es zu einem typischen Verlauf der Thrombozytenadhäsivität (Abb. 7). Unter
der Operation steigt sie an, postoperativ fällt sie zunächst und
im weiteren postoperativen Verlauf steigt die Thrombozytenadhäsivität wieder an. Um eventuelle postoperative Schwankungen
der Thrombozytenzahl mit zu berücksichtigen, wurde die gemes-
sene Thrombozytenadhäsivität nach der Formel

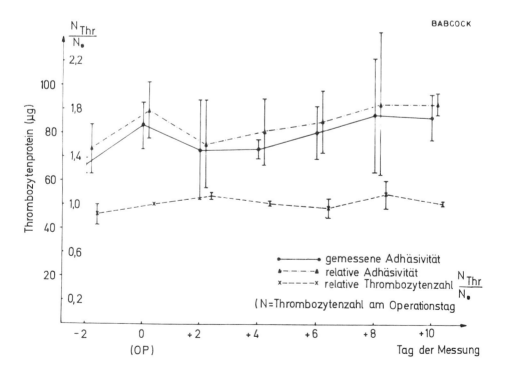

Abb. 7

$$Ad_{rel} = Ad_{gem} \sqrt{\frac{no}{n}}$$

auf eine relative Thrombozytenadhäsivität bei normierter Thrombozytenzahl umgerechnet. Wie aus der Graphik hervorgeht, besteht zwischen beiden Kurven kein Unterschied.

Bei einem weiteren Kollektiv der gleichen Operationsmethode konnte der oben beschriebene Verlauf bestätigt werden (Abb. 8). In der Medikamentengruppe wurde Kalium-Magnesium-aspartat in Drageeform in einer Dosierung von 3 x 1 Dragee verabreicht. Auch unter 3 x 1 Inzelloval p. o. bleibt die postoperative Erhöhung der Thrombozytenadhäsivität nach der Varizenexhairese nach Babcock aus.

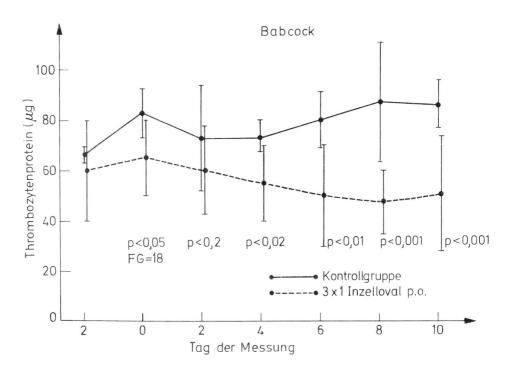

Abb. 8

Universität Düsseldorf, 2. Medizinische Klinik und Poliklinik
Direktor: Prof. Dr. med. H. L. Krüskemper

PROTOKOLLKARTE

Name (Init.):	Alter:	Gew.: kg

Ereignisdatum (nicht älter als 6 Monate):

Diagnose: Infarkt ☐ oberfl. Thrombophlebitis ☐ tiefe Venenthrombose ☐

Therapie: Marcumar .... Tabl./Wo. ☐ Tranquillizer: ☐ keine: ☐

Patientenkontrollen am:	1. Kontrolle	2. Kontrolle	3. Kontrolle	4. Kontrolle	5. Kontrolle

Rezidivereignis: gesicherter Reinfarkt ☐ wann:
Thrombophlebitis ☐ wo:
Venenthrombose ☐ wo:

Medikamenten Nr.	Unterschrift:

Koordinator: Dr. med. E. Jacobi - 2. Medizinische Klinik und Poliklinik der Universität
Düsseldorf, 4 Düsseldorf, Moorenstraße 5

Abb. 9

Die hier vorgestellten Meßergebnisse erlauben keine Verallgemei-
nerung; insbesondere wurde die Frage nicht beantwortet, ob durch
Kalium-Magnesium-aspartat Thrombosen und Reinfarkte verhindert werden. Aus diesem Grund wurde eine erste orientierende Feldstudie begonnen (Abb. 9). Patienten, die innerhalb
der letzten 6 Monate an einem Herzinfarkt, einer tiefen Venenthrombose oder einer Thrombophlebitis erkrankten, erhielten
im Doppelblindverfahren entweder 3 x 1 Placebo oder 3 x 1 Inzelloval. In einem einfachen Fragebogenverfahren werden event.
auftretende Re-Ereignisse sowie zusätzliche Medikamente registriert. Diese Studie ist nicht als Marcumar-Ersatz gedacht,
sondern Kalium-Magnesium-aspartat soll entweder zusätzlich
gegeben werden oder bei Patienten eingesetzt werden, bei denen
keine sonstige Antikoagulantientherapie durchgeführt wird. Das
wird wahrscheinlich eine getrennte Auswertung der Gruppen
(antikoaguliert - nicht antikoaguliert) zur Folge haben. Mit einem Ergebnis kann in etwa 1 Jahr gerechnet werden.

<u>Literatur</u>

1. Jacobi, E., G. Hagemann und H. Poliwoda: Eine in vitro Methode zur Bestimmung der Thrombozytenadhäsivität.
   Thromb. Diath. haemorrh. <u>26</u>, 192 (1971)

2. Jacobi, E. und H. Poliwoda: Über die Beeinflussung der
   Thrombozytenadhäsivität durch Inzolen, In: Kalium-
   Magnesium-aspartat, Medicus-Verlag Berlin 1973, S.81-86

DISKUSSION

SCHARA: Schönen Dank, Herr Jacobi. Darf ich fragen, ob jemand zu diesem Vortrag etwas zu bemerken hat.

TILSNER: Herr Schara, Sie hatten vorhin gesagt, es seien Diskrepanzen vorhanden in der Dosierung. Das habe ich bis auf den Vortrag von Herrn Jacobi nicht gesehen: die anderen haben mit Magnesium-aspartat und wir mit Magnesium rein gerechnet. Aber hier ist das erste, was mir auffällt, die erhebliche Streubreite. Sie liegen mit Ihrer Dosierung weitgehend in dem aktivierenden Bereich, so daß mir da eine Thromboseprophylaxe nicht klar ist. Und was ich an dieser Studie zu bemerken oder auszusetzen habe: Sie können bei exakter Einstellung der Gerinnung mit Marcumar, übertrieben ausgedrückt, praktisch jede Rezidivthrombose verhindern. Die meisten Fehler oder die meisten Pannen passieren ja, wenn der Quick nicht richtig eingestellt ist, d. h., Sie müssen zumindest diesen Quickwert angeben, und wenn Sie dann noch zwischen Praxis und Klinik die Werte vergleichen, die ja erhebliche Schwankungen ergeben, dann glaube ich, ist die Aussage dieser Studie nicht solid. Die Werte müßten schon an einer Stelle einheitlich kontrolliert werden, mit den gesamten Quickwerten. Wenn Sie Kalium-Magnesium-aspartat oder Zink-aspartat in einer Dosis mit einem antithrombotischen Effekt als Thromboseprophylaxe geben, dann müßte dieser ja auch bestehen bei den Patienten, die meinetwegen

einen Quickwert von 60 % haben. Dann müßten in der einen Gruppe Rezidivthrombosen auftreten und in der anderen Gruppe, die
Aspartat bekommen, dürften Rezidive nicht auftreten. Das geht
nicht daraus hervor.

JACOBI: Zunächst liegt ein Ergebnis noch nicht vor, so daß die
Diskussion hierüber sehr schwierig ist. Ihrer Meinung, daß mit
einer scharf eingestellten Marcumar-Therapie Rethrombosen
nicht mehr auftreten, kann ich mich nicht anschließen. Bei dieser Studie soll die Marcumar-Therapie nicht durch die Kalium-
Magnesium-Aspartat-Therapie ersetzt, sondern allenfalls er-
gänzt werden. Die schlechte Einstellung des Quick-Wertes wird
sich auf beide Gruppen, d. h. auf die Placebo-Gruppe und auf
die Verum-Gruppe verteilen. Die Auswertung wird zeigen, ob
die Gruppen getrennt betrachtet werden müssen.

TILSNER: Ist da nicht eine kleine Fallzahl besser? Wir beschränken ja unsere Ambulanz, weil sie uns sonst überwältigt.
Aber wir haben zum Beispiel in unserem Kollektiv, das wir in
der Klinik ziemlich stur und hart überwachen, keine Rezidivthrombosen. Wir haben viele Rezidivthrombosen unter Antikoagulanzien gesehen. Und wenn wir diese Patienten dann untersucht haben, dann lag der Quick-Wert beispielsweise bei
60 %, bei 75 % und bei 50 %, also in einem Bereich, wo er voll
und ganz unwirksam ist. Ähnlich wird es wahrscheinlich bei anderen Arbeiten sein, die zur Wertigkeit der Antikoagulanzien
Stellung genommen haben. Deren Aussagen sind eben unbrauch-
bar, wo entweder zur Einstellung überhaupt nichts gesagt wurde
oder wie dies in einer englischen Untersuchung geschah, ein
Thrombotest von 30 - 35 % beim Herzinfarkt eingestellt wurde.

Daß Sie darunter Infarktrezidive bekommen, verwundert mich nicht, denn das ist nach unseren Begriffen keine Therapie.

SCHARA: Ich darf die Diskussion hier vorerst abbrechen. Die Quintessenz von Herrn Tilsners Diskussionsbemerkung ist die alte Statistikerweisheit, daß selten auftretende Bedingungen nur dann statistisch gleich verteilt werden können, wenn sie von vornherein in die Randomisierung mit einbezogen werden. Auf Herrn Jacobis Feldstudie angewandt bedeutet das: Eine randomisierte Verteilung der Fälle mit und ohne optimale Quick-Einstellung, die ja für den Therapieerfolg so eminent wichtig ist, kann nur dann erwartet werden, wenn der Quick-Wert gemessen und von vornherein in die Zufallsverteilung mit einbezogen wird. Aber darüber kann man nachher auf der Rundtischdiskussion noch sprechen. Ich möchte jetzt Herrn Hagemann aus Hannover bitten, der als Physiker in der Abteilung für Radiologie der Medizinischen Hochschule arbeitet. Er wird über die elektrophysiologischen Wirkungen auf die Thrombozyten unter dem Einfluß von Kalium-Magnesium-aspartat sprechen.

Elektrophysiologische Wirkungen auf Thrombozyten unter dem Einfluss von Kalium-Magnesium-Aspartat

Von G. Hagemann

Aus kinematographischen Untersuchungen der Thrombusbildung (1) wissen wir, daß das Thrombusvolumen mit der Potenz 2,25 der Wachstumszeit zunimmt. Diese Wachstumsfunktion läßt sich erklären, wenn man annimmt, daß etwa 70 Prozent aller an der Läsionstelle vorbeiströmenden Plättchen zum Thrombuswachstum beitragen. Eine so hohe Einbaurate zwingt zu der Annahme, daß die Thrombozyten schon vor Erreichen der thrombusbildenden Region adhäsiv werden. Dazu ist ein gegen die Blutströmung ausgerichtetes Signal erforderlich, durch welches die Adhäsionsbereitschaft der Plättchen erhöht wird. Es läßt sich zeigen, daß die Thrombozyten auf einen als Signal dienenden elektrischen Strom im Zeitraum von einer Sekunde reagieren können. Dazu betrachtet man das Nernst-Gleichgewicht einer Zellmembran für Kaliumionen, deren intra- und extrazelluläre Konzentrationen wesentlich das transmembrane Potential bestimmen. Die zeitlichen Veränderungen dieses Potentials als Folge der Änderung des elektrischen Stromes im Medium sind in Abb. 1 schematisch dargestellt. Wird durch eine Stromänderung die Ionenkonzentration beiderseits der Membran geändert, so entsteht ein elektrochemisches Potential $\Delta\varepsilon_K = 0$, das einen Ionenstrom zur Folge hat, dessen zeitliche Änderung verfolgt werden soll. Nach der Stromänderung ist unter maßgeblicher Beteiligung der aktiven Ionentransportleistung der Membran eine möglichst weitgehende Wiederherstellung des stationären Konzentrationsverhält-

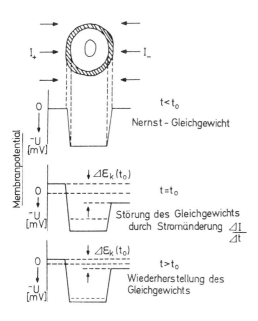

Abb. 1

nisses der Kaliumionen zu erwarten. Je größer die aktive Membranleistung ist, um so schneller und um so vollständiger wird der volle Gleichgewichtszustand erreicht. Dieser Erwartung gemäß sollte daher der Ionenstrom durch die Zelle nach der Stromänderung mit zunehmender aktiver Membranleistung infolge der abnehmenden Potentialdifferenz über die Zelle hinweg abnehmen. Der Zeitraum von der Störung bis zur Wiederherstellung des stationären Gleichgewichts der intra- und extrazellulären Ionenkonzentrationen ist gemessen worden (2). In plättchenreichem Plasma, das aus Rinderblut gewonnen wurde, liegt der Wert dieses Zeitintervalls bei einer Sekunde.

Unter physiologischen Bedingungen werden elektrische Wirkungen auf die Thrombozyten nach unserer bisherigen Kenntnis durch strömungselektrische Ströme ausgeübt, die in den Blutgefäßen nach Verletzung von Endothelzellen entstehen. Das Prinzip zur

Erzeugung strömungselektrischer Spannungen und Ströme ist
in Abb. 2 schematisch dargestellt. Danach entsteht in der
Grenzschicht von einem strömenden Medium und einer Fremdoberfläche, die charakterisiert ist durch einen gegenüber dem
Medium anderen Wert ihrer Dielektrizitätskonstanten, eine
Trennung elektrischer Ladungen. In isolierenden Flüssigkei-
ten führt dies zur Entstehung einer strömungselektrischen
Spannung, in elektrisch leitenden Medien wie physiologischer
Kochsalzlösung zu strömungselektrischen Strömen. Messungen
an Probestücken der Rinderaorta in vitro erbrachten den Nachweis, daß die Endothelverletzung zur Entstehung strömungselektrischer Ströme führt (3).

Man kann nun bei Versuchen in vitro strömungselektrische Ströme an Bariumtitanat-Röhrchen erzeugen, die dem Röhrchen im
Fasertest nach Jacobi vor oder nachgeschaltet sind und beide von

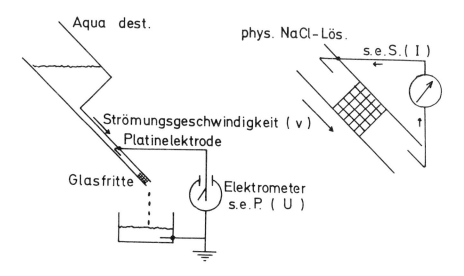

Abb. 2

Zitratblut durchflossen werden. Der entstehende strömungselektrische Strom entspricht den Verhältnissen in vivo am besten,
wenn durch eine äußere Brücke aus Platindraht die Einströmungs-
öffnung des Faserröhrchens mit der Ausströmungsöffnung des
Bariumtitanat-Röhrchens verbunden wird. Wie auch in vivo wird
so der äußere Stromkreis geschlossen, so daß im Fasertest Ab-
scheidungsraten entstehen, die als eine gute Simulation der Thrombusbildung an Gefäßläsionen angesehen werden können (Abb. 3).
Die als Kontrolle dienende Abscheidung von Thrombozytenprotein
im Fasertest erhöht sich bei Vorschaltung eines Bariumtitanat-
Röhrchens um etwa ein Drittel. Wird der Abstand zwischen Barium-

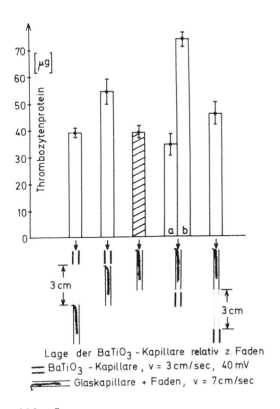

Lage der BaTiO$_3$-Kapillare relativ z. Faden
BaTiO$_3$-Kapillare, v = 3 cm/sec, 40 mV
Glaskapillare + Faden, v = 7 cm/sec

Abb. 3

titanat-Röhrchen und Faserröhrchen auf drei Zentimeter erhöht,
geht die Abscheidung auf den Kontrollwert zurück, wie aus der lin-
ken Säule in der Abbildung zu erkennen ist. Bei einer Blutströmungs-
geschwindigkeit von drei Zentimetern zwischen den beiden Röhrchen
steht den Thrombozyten eine Sekunde zur Verfügung, um die
durch den strömungselektrischen Strom induzierte Störung ih-
res Nernst-Gleichgewichtes zu beseitigen. Bei nachgeschalte-
tem Bariumtitanat-Röhrchen, wie es in der rechten Säule der
Abbildung dargestellt ist, tritt erwartungsgemäß nur dann eine
starke Erhöhung der Abscheidungsrate auf, wenn der äußere
Stromkreis durch einen Platindraht geschlossen wird (Säule B),
während bei offenem Stromkreis kein Einfluß des Bariumtitanat-
Röhrchens nachzuweisen ist (Säule A). Bei Vergrößerung des Ab-
standes zwischen Bariumtitanat-Röhrchen und Faserröhrchen
bei geschlossenem Stromkreis tritt ein geringerer strömungselektrischer Strom auf, der auch eine geringere Abscheidung
von Thrombozytenprotein zur Folge hat.

Der Einfluß des strömungselektrischen Stromes auf die Wirkung
von Inzolen bei der Thrombozyten-Abscheidung im in vitro Versuch läßt sich mit dieser Technik experimentell untersuchen. Dazu
prüft man mit Hilfe des Fasertestes die Thrombozyten-Abscheidung
unter Inzolen im Verhältnis zu den Werten der Kontrolle - kurz be-
zeichnet als Inzolen-Wirkung und dargestellt in relativen Einheiten -
in Abhängigkeit vom Alter des Blutes. Dieselbe Abhängigkeit läßt
sich bestimmen unter der Wirkung eines strömungselektrischen
Stromes. Das Resultat der Messung zeigt Abbildung 4. Bei fri-
schem Zitratblut erkennt man erwartungsgemäß eine relative Inzolen-Wirkung von 0,68 unter dem Einfluß eines strömungselektrischen Stromes und 0,76 im Normalfall. Ähnliches gilt für vier und

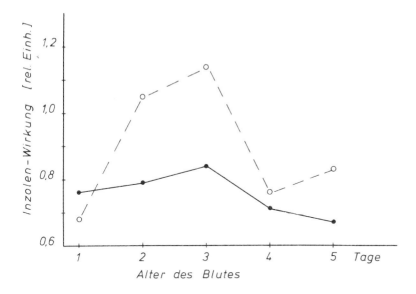

Abb. 4

fünf Tage altes Blut. In diesem Fall liegen die Normal- und die unter einem strömungselektrischen Strom gemessenen Werte im Bereich zwischen 0,83 und 0,67.

Dagegen zeigen die Messungen nach zwei und drei Tagen unter dem strömungselektrischen Strom Werte über 1, so daß in diesen Fällen die Inzolen-Wirkung als Folge des elektrischen Stromes die Plättchenabscheidung erhöht, statt sie wie im Normalfall zu verringern. Hier muß eine Wechselwirkung zwischen dem Inzolen-Transport durch die in Frage kommenden Membranen der Thrombozyten, der zugehörigen transmembranen Potentiale und dem strömungselektrischen Strom angenommen werden.

Es lassen sich grundsätzlich zwei verschiedene Einflüsse des Inzolens auf die elektrischen Eigenschaften der Thrombozyten unterscheiden: Die Veränderung der Reaktionszeit der Thrombozyten nach Einwirkung des strömungselektrischen Stromes unter dem Einfluß von Inzolen. Die Stabilisierung der repulsiv wirkenden transmembranen Potentiale als Folge der Inzolen-Wirkung könnte zu einer Verkürzung der Reaktionszeit auf Werte beträchtlich unter einer Sekunde führen. Andererseits können die repulsiven Kräfte durch Erhöhung der bei gealterten Thrombozyten verminderten transmembranen Potentiale normalisiert werden, weil als Folge des thrombozytären Aspartatinfluxes die Differenz zwischen den Haft- und Repulsionskräften der Plättchenmembran vermindert wird. Die an sich zu erwartende Verminderung der Plättchenabscheidung durch Inzolen auch unter dem Einfluß eines vermutlich physiologischen strömungselektrischen Stromes ließe sich mit solchen Hypothesen oder ihren Kombinationen erklären. Der tatsächliche Befund, wie er in Abb. 4 zum Ausdruck kommt, steht dazu im Widerspruch und erfordert größere experimentelle Arbeit, bevor ein weitergehendes Verständnis der elektrophysiologischen Wechselwirkungen des Inzolens bei der Bildung plättchenreicher Abscheidungsthromben möglich erscheint.

Literatur

1. Poliwoda, H., J. Deinhardt, M. Pluta, G. Hagemann and H. Welling: Cinematographic Investigations of the Early Phase of Thrombus Formation, in: Erythrocytes, Thrombocytes, Leukocytes, 1973, Thieme Publishers Stuttgart, p. 316-320

2. Hagemann, G. und H. Poliwoda: Untersuchungen über die Frühphase der Thrombusbildung und die Dynamik des elektrochemischen Potentials von Blutzellen, in: Stoffwechsel und Membranpermeabilität von Erythrozyten und Thrombozyten, 1968, Thieme-Verlag Stuttgart, S. 324-330.

3. Hagemann, G., E. Jacobi, P. Joost, H. Poliwoda: Sind physikalische Vorgänge an der Thrombogenese beteiligt? Studia biophysica 26 (1971), 221-232

DISKUSSION

SCHARA: Herzlichen Dank, Herr Hagemann, für diesen Ausflug in die Physik, durch den der große Bogen wieder zurückgeschlagen wurde zu dem einleitenden Vortrag von Herrn Poliwoda, indem Sie diese merkwürdige Kraft etwas näher umschrieben haben, die auf die Thrombozyten einwirken muß, damit sie sich abscheiden. Darf ich fragen, ob jemand an Herrn Hagemann Fragen hat? Herr Hagemann, haben Sie Leerversuche ohne die Einwirkung von Inzolen und nur durch die Anwendung des elektrischen Feldes durchgeführt?

HAGEMANN: Das Referat bezog sich nur auf Untersuchungen, die ohne Inzolen durchgeführt wurden, die aber den strömungselektrischen Strom genau zu untersuchen gestatteten. Ich habe das hier nicht weiter ausgeführt, weil ich nicht zu sehr den Rahmen überschreiten wollte.

SCHARA: Meine Damen und Herren, auf dem ausgedruckten Programm steht noch ein Vortrag, der von Herrn Douwes, der sich mit den Trennungsmöglichkeiten der Blutbestandteile befaßt. Herr Douwes hat sich im wesentlichen beschränkt auf den Nachweis der Trennungsmöglichkeiten von Leukozyten. Ich möchte hier Herrn Douwes nur fragen: Sehen Sie denn jetzt auch Möglichkeiten, die Thrombozytenabtrennung und die Thrombozytenkonservierung mit Hilfe von Aspartaten zu verbessern?

DOUWES: Ich habe zwar keine besondere Erfahrung mit der Ab-
trennung von Thrombozyten und der Konservierung von Thrombozyten, wohl aber mit Leukozyten und Lymphozyten. Das Milieu,
in dem die Leukozyten, die Granulozyten und auch die Lymphozyten suspendiert werden, ist natürlich ganz entscheidend. Der
Elektrolythaushalt spielt eine große Rolle für die Funktion der
Phagozytose und den Metabolismus. Ich nehme an, daß man
durch zusätzliche Gaben von Inzolen eine bessere Konservierung
erreichen wird, wenngleich die Lebensfähigkeit dieser Zellen
auch nicht wesentlich verbessert werden kann, so wird man aber
eine bessere Konservierung der spez. Funktion erreichen können.
In bereits durchgeführten Experimenten haben wir hierfür Hin-
weise.

POLIWODA: Womit wurde die Trennung durchgeführt oder womit unterstützen Sie diese Differentialzentrifugationen?

DOUWES: Ich mache im wesentlichen die Trennung mit hochmolekularen Substanzen, was wir als Flotation bezeichnen. Im wesentlichen beruht das auf den Methoden, die Otto und Schmid entwickelt
haben, denn die Kombination aus Ficol und Isopaque ist etwas
kompliziert. Wir nehmen heute das von der Köhler-Chemie
vertriebene Uromiro 300 und 380. Wir erhalten damit eine
sehr schöne Trennung sowohl der Granulozyten als auch der
Lymphozyten. Ich hätte das in Form von ein paar Tabellen
zeigen können, daß wir fast 98 % reine Granulozyten gewinnen können, die sowohl hinsichtlich ihrer Phagozytosefähig-
keit als auch hinsichtlich des Metabolismus vollständig intakt
sind. Das gleiche gilt für Lymphozyten, so daß wir alle möglichen Untersuchungen und alle möglichen Fragestellungen, die
wir an Granulozyten und Lymphozyten haben, an diesen Zellen

durchführen können. Thrombozyten stören uns im allgemeinen, so daß wir immer darauf bedacht sind, die Thrombozyten möglichst zu eliminieren, da sie ja einen sehr aktiven Stoffwechsel haben. Dies ist besonders wichtig, wenn es um den Glukosestoffwechsel geht. Ähnliche Untersuchungen, wie Sie, Herr Reuter, an den Thrombozyten gemacht haben, hinsichtlich des Sauerstoffverbrauchs und der Laktatproduktion, haben wir an Granulozyten durchgeführt und auch da einen Effekt von Inzelloval zeigen können. Die Ergebnisse sind noch nicht ganz gesichert.

Trennungsmöglichkeiten geformter Blutelemente

Von F. R. Douwes

Einleitung

Ein zunehmendes Interesse am Studium der biologischen und
physiologischen Funktion der einzelnen Leukozytentypen sowie der Thrombozyten hat die Methodenforschung zur Trennung
dieser einzelnen Blutzellelemente stark beeinflusst. Es wurden
im Laufe der Zeit sehr viele Methoden zur Zelltrennung entwickelt, keine ist jedoch ideal, einige haben gelegentlich Vor-
teile für besondere Fragestellungen. Die Forderungen, die wir
jedoch an jede Zelltrennungsmethode stellen müssen, sind:

1. sie müssen einfach sein,
2. sie müssen eine hohe Ausbeute ergeben,
3. sie müssen den zu isolierenden Zelltypus möglichst rein
   darstellen,
4. sie müssen intakte und vitale Zellen liefern.

Um dies zu erreichen, muß gelegentlich der eine oder andere
Punkt geopfert werden.

Handhabung des menschlichen Blutes

Bei der Trennung geformter Blutzellelemente müssen eine Reihe
technischer Dinge beachtet werden, dies beginnt bereits mit der
Wahl der Blutgefäße sowie der Antikoagulation.
Um Blut in vitro ungerinnbar zu machen, stehen uns mehrere Methoden zur Verfügung.

1. Die Defibrination,

2. die chemischen Antikoagulantien,

3. die Ionenaustauschersäulen.

Die Defibrination

Obwohl durch Zugabe von Streptokinase eine Defibrination erreicht
werden kann, ist es die mechanische Defibrination, die normaler-
weise Verwendung findet. Morphologisch intakte und lebende Leukozyten können so gewonnen werden. Einige Autoren ziehen die Defibrination der chemischen Antikoagulation vor. Durch mechanische
Defibrination werden fast alle Thrombozyten und 1/4 der Erythrozyten aus dem Blut entfernt. Die mechanische Defibrinierung interferiert nicht mit der Phagozytose. Die Granulozyten behalten ihre
Beweglichkeit und erscheinen morphologisch unauffällig. Gelegentlich kommt es zu einer Verklumpung, so daß eine Trennung von
Lymphozyten und Granulozyten erschwert wird. Insgesamt ist jedoch bei der Defibrinierung der Verlust an Leukozyten erheblich.
Er kann jedoch dadurch reduziert werden, daß nur ein Minimum
an Glasperlen dem Vollblut zugesetzt wird. Wir empfehlen pro
10 ml Blut ca. 3 Glasperlen, dadurch bewegt sich der Verlust von
Granulozyten bei ungefähr 40 und der von Lymphozyten bei ungefähr
30 %. Die verlorengegangenen Granulozyten und Lymphozyten werden im Blutkuchen festgehalten. Weiterhin ist bei der Defibrinierung
darauf zu achten, daß es möglichst wenig gerührt wird und daß vor
allem kleinere Blutmengen defibriniert werden, da sich der Zellver-
lust dann weiter reduzieren läßt.

Citrat und Oxalat

Obgleich die Gewinnung lebender Leukozyten aus Citratblut und
Oxalatblut vielfältig in der Literatur beschrieben wurde, ist es jedoch wahrscheinlich, daß der Zellmetabolismus durch diese Anti-

koagulantien so verändert wird, daß man sie nur bedingt einsetzen
kann. TUSS, DAUSSET und NENNA (1 - 3) um nur einige zu nennen,
erhielten falsch positive Leukoagglutininteste. Außerdem ist vom
Oxalat bekannt, daß die Adhäsivität der Granulozyten stark verändert
wird. Citrat interferiert mit dem Proteinstoffwechsel und inaktiviert
einige Enzyme.

Heparin

Heparin als stärkste organische Säure findet weite Verbreitung als
Antikoagulanz bei der Zellseparation. Obwohl es keine Einigkeit in
der Literatur über die Wirkung des Heparins auf den Zellstoffwechsel
gibt, ist es jedoch insgesamt als das Antikoagulanz der Wahl angesehen. Insgesamt wird dem Heparin ein breites Spektrum der
verschiedensten Aktivitäten zugeordnet. Es soll die Methoden hemmen und hemmt eine Reihe von wichtigen Enzymen, wie z. B. die
RN Ase und die DN Ase. Nach den Untersuchungen von MARTIN
et al (4) interferiert Heparin mit der Leukozytenmotilität, außerdem soll es die Phagozytose von Streptokokken behindern. RIGDON
(5) fand keinen Einfluß von Heparin auf die Phagozytose von Granulozyten. Wie aus Abb. 1 hervorgeht, finden wir einen Effekt von
Heparin auf die Fähigkeit der Granulozyten Nitroblautetrazolium
zu blauem Formasan zu reduzieren. Für die aus heparinisiertem
Blut gewonnenen Leukozyten konnte eine Lebensfähigkeit von mehr
als 90 % nachgewiesen werden. Die Konzentration, die für die Blut-
trennung benutzt wird, ist von besonderer Bedeutung, wie auch aus
dem in Abb. 1 dargestellten Versuch hervorgeht. Wir benutzten IU/ml
oder 0,02 mg/ml Blut.

Aethyldiamintetraacetat (EDTA)

Die antikoagulatorischen Eigenschaften von EDTA sind als gegen
Antithrombin und Prothrombin gerichtet beschrieben worden, aus-

serdem führt EDTA zu einer Destruktion des Faktors 5 (6). Aus
EDTA-Blut werden morphologisch vollständig intakte Leukozyten
gewonnen, die für immunologische, metabolische und Phagozytose-
Studien sehr geeignet sind. Bekannt ist, daß die ALP durch EDTA
inaktiviert wird, so daß dies zu falsch niedrigen ALP-Werten führen kann. Auch die Thrombozyten werden in ihrem metabolischen
Verhalten durch EDTA verändert, so konnte gezeigt werden, daß
sie vermehrte Glukose konsumieren, mehr Lactat produzieren und
^{32}P vermehrt einbauen. Für Stoffwechseluntersuchungen an Thrombozyten ist EDTA daher nur bedingt geeignet. Die Klebrigkeit der
Thrombozyten im EDTA-Blut ist jedoch auf ein Minimum herabgesetzt.

Zusammenfassend kann somit gesagt werden, daß dem Untersucher
heute mehrere Möglichkeiten zur Antikoagulation des menschlichen
Blutes zur Verfügung stehen. Dort wo die Thrombozyten mit den
durchzuführenden Untersuchungen interferieren, sind die Defibrinierung die Ionenaustauscher von Vorteil, für Phagozytose-Studien und
metabolische Studien ist es aber im allgemeinen ausreichend, wenn
heparinisiertes Blut benutzt wird.

Ionenaustauscherharze

Die Blutgerinnung kann auch durch Ionenaustauscher verhindert
werden, z. B. durch Dovex 50. Die Funktion dieser Ionenaustauscher besteht in der Calciumbindung. In gleicher Weise wie diese
Ionenaustauscherharze die Decalcifizierung des Blutes bewirken,
entfernen sie auch die Thrombozyten aus dem Blut. Durch Elution
kann man die Thrombozyten wieder gewinnen, so daß die Ionenaustauschersäulen die einfachste Art zur Isolation und Gewinnung von
Thrombozyten darstellt. Die Leukozyten, die wir über die Ionenaustauschersäulen gewinnen, sind für biochemische Untersuchungen
ebenfalls sehr geeignet.

Die Granulozytenisolierung aus dem menschlichen Blut

Die Isolierung weißer Blutzellen verschiedenen Typs und unterschiedlicher spezifischer Gewichte durch Zentrifugation des Blutes gegen eine blutverträgliche Flüssigkeit hoher Dichte ist heute die Methode der Wahl. Diesem, als Flotation bezeichneten Trennverfahren wurden bisher Rinderalbumin, Gummiacaciae, Ficol, Isopaque und Jodamid als Medium verwendet. Die Flotation führt zur Trennung von Granulozyten und Lymphozyten von den übrigen zellulären Blutbestandteilen.

Die Isolierung von Granulozyten aus dem peripheren Blut ist etwas kompliziert. Es wurden bisher die Diff.-Zentrifugation, das Säulengradientverfahren, die Zellelektrophorese und die Ficol-Isopaque-Flotationsmethode beschrieben.

Wir verwenden folgende von OTTO (7) entwickelte Methode, sie läßt sich in zwei Schritte gliedern:

1. Die Leukozytenisolierung erfolgt durch Spontansedimentation nach Zusatz einer hochmolekularen Polysaccharids, dem Dextran. Anschließend wird eine Haemolyse mit Ammonium-Chlorid durchgeführt.
2. Die Isolierung der Granulozyten erfolgt aus der Leukozytensedimentation und baut auf der Erkenntnis auf, daß die einzelnen Zellfraktionen sich im spezifischen Gewicht unterscheiden und durch Flotation mit einer hoch-molekularen Lösung unterschiedliche Wanderungsgeschwindigkeiten aufweisen.

Der technische Ablauf ist folgender:
In eine sterile, 5 %ige Dextran-Lösung (Dextran T 250, Molekulargewicht 234 000) wird Blut im Verhältnis 5 : 1 gegeben. Gleichzeitig

werden 10 E Heparin/ml zugegeben. Die Sedimentation erfolgt im Reagenzglasständer unter einem Winkel von 45°. Nach 30 Minuten ist die Sedimentation der Erythrozyten soweit fortgeschritten, daß das Reagenz dann aufgerichtet werden kann. Der Leukozytenüberstand wird abpipettiert. Die zellulären Elemente werden durch Zentrifugation angereichert, insgesamt beträgt die Leukozytenkonzentration beim Menschen durchschnittlich 4 800 x 10^3/ml. Die Kontamination mit Erythrozyten ist nach diesem Schritt noch groß. Um eine Erythrozyten-freie Suspension weißer Blutzellen in gewünschter Dichte zu erhalten, werden die Erythrozyten mittels Haemolyse entfernt. Dafür kann man Aqua dest oder Ammonium-Chlorid als Haemolytikum verwenden. Für die Lyse der Erythrozyten verwenden wir 0,9 %iges Ammonium-Chlorid. Nach 5 Minuten Einwirkung wird 15 Minuten bei 900 Umdrehungen/Min. zentrifugiert. Der Überstand, der das Erythrozytenstroma enthält, wird verworfen, das Sediment ausgewaschen und in physiologischer Kochsalzlösung resuspendiert. Diese Lösung enthält dann nur noch Leukozyten. Jetzt erfolgt in einem zweiten Schritt die Trennung der Granulozyten von den Lymphozyten und Monozyten durch Flotation. Als Medium dient uns Jodamid (Uromiro), welche die einzelnen Blutkörperchen aufgrund ihrer unterschiedlichen spezifischen Gewichte trennen. Zu gleichen Teilen wird die Leukozytensuspension auf die neutrale Jodamid-Lösung überschichtet und 25 Minuten bei 1 500 Umdrehungen/ Minuten zentrifugiert. Die Granulozyten finden sich am Boden des Zentrifugenglases, während die Lymphozyten und das restliche Erythrozytenstroma sich als ein weißer Ring an der Trennschicht zwischen Serum und Jodamid absetzen. Die Jodamid-Lösung mit dem Lymphozytenring wird abpipettiert und entsprechend weiter verwendet. Das Granulozytensediment wird mit Hanks-Lösung ausgewaschen und schließlich in Serum oder anderem Medium resuspendiert. Mit dieser Methode erhalten wir aus jeweils 5 ml 2 500 Gra-

nulozyten/qml. Die Trypanblauvitalitätsprüfung ergab weniger als
2 % gefärbte Zellen und damit also zu 98 % vitale Granulozyten.

Lymphozytenisolierung

Die Gewinnung möglichst reiner funktionstüchtiger Lymphozytenpo-
pulationen aus dem Blut des Menschen ist für die Funktionsunter-
suchung dieser Zellen und die Herstellung spezifischer Antiseren
von großer Bedeutung. Zur Trennung von Lymphozyten wurden in den
letzten Jahren verschiedene Methoden entwickelt. Bedeutung gewonnen hat die Ficol-Isopaque-Methode von BÖYUM. Hierzu wird das
Vollblut mit physiologischer Kochsalzlösung im Verhältnis 1 : 4
verdünnt. In einem 30 ml Zentrifugenglas wird eine 8 ml Ficol-
Isopaque-Lösung (9,556 g Ficol und 20 ml Isopaque, 130,4 ml
Aqua dest) auf 16 ml 1:4 verdünntes Blut geschichtet und anschlies-
send 40 Minuten bei 400 Umdrehungen zentrifugiert. Dadurch entsteht an der Trennschicht zwischen Serum und der Ficol-Isopaque-
Lösung ein weißer Ring, in dem sich die Lymphozyten befinden.

Neuerdings gewinnt auch hier die von OTTO (8) und Mitarbeitern
entwickelte Methode mit Hilfe des Jodamids (Uromiro) immer mehr
an Bedeutung. Auf 15 ml Uromiro-Lösung werden 15 ml Vollblut geschichtet und 30 Minuten lang bei 525 Umdrehungen zentrifugiert.
An der Trennschicht entsteht wiederum ein weißer Lymphozytenring,
der abgehebert werden kann. Wie sie aus Tab. 1 entnehmen können,
sind die Ficol-Isopaque-Methode und die Uromiro-Methode hinsichtlich der Lymphozytenausbeute identisch. Lediglich die Säulentren-
nungsmethode, wie sie von BRANDT et al. entwickelt wurde, zeigt
bessere Ergebnisse.

Alle diese Trennmöglichkeiten sind entsprechend der zu untersuchen-
den Fragestellung gleichwertig. Die Säulentrennmethode gibt zwar

Tabelle 1

Methode	Differenzierung der Zellsuspension in %		
	Lymphozyten	Granulozyten	Monozyten
Spontansedimentation	55 $\pm$ 10	41 $\pm$ 9	5 $\pm$ 1
Ficol-Isopaque	89 $\pm$ 5	5 $\pm$ 3	15 $\pm$ 3
Uromiro (Dr. Köhler Chemie)	86 $\pm$ 6	2 $\pm$ 1	12 $\pm$ 5
Säulentrennung	98 $\pm$ 2	2 $\pm$ 1	1 $\pm$ 1

eine nahezu reine Lymphozytensuspension, ist dafür aber stark mit Erythrozyten kontaminiert, dies wiederum könnte sich negativ auf die Lymphozytentransformation auswirken (9). Bei den von OTTO und SCHMID inaugurierten Verfahren können evtl. die Monozyten das Untersuchungsergebnis stören.

Die Monozytenisolierung aus dem menschlichen Blut

Als Repräsentant des retikulo-endothelialen System (RES) spielen die Monozyten in ihrer Wechselwirkung mit den Makrophagen bei zellulären und humuralen Immunreaktionen eine große, jedoch noch nicht sicher umrissene Rolle (10). Untersuchungen über die Makrophagenfunktion in vivo sind beim Menschen bisher nur in begrenztem Maße durchgeführt worden. In vitro-Untersuchungen setzen die Isolierung reiner Monozyten voraus. Alle bisher bekannten Isolierungsverfahren für Monozyten machen sich das relativ geringe spezifische Gewicht der Monozyten einerseits und seine ausgesprochene Klebrigkeit an Glas- und Plastikoberflächen zunutze. Aufwendige Methoden wurden von BENNET und COHN, RABINOVITZ und BÖYUM beschrieben. Sie alle ergeben je nach Fragestellung befriedigende Ergebnisse für Monozytenisolierung.

Isolierung der Thrombozyten aus menschlichem Blut

Die Thrombozyten können von allen Zellbestandteilen des peripheren Blutes am leichtesten abgetrennt werden. Es werden dabei verschiedene Zentrifugationsverfahren zur Anwendung gebracht. BEDSON (11) benutzte Thrombozyten zur Herstellung von Thrombozyten-Antiseren, die er durch fraktionierte Zentrifugation aus Citratblut gewonnen hat. DILLARD, BRECHER und CRONKITE zentrifugieren EDTA-Blut bei 30 g 50 Min. lang in der Kühlzentrifuge (5 °C) und erhalten so einen plättchenreichen Überstand. Durch weitere Zentrifugation bei 300 g in der Kühlzentrifuge kann man dann eine reine Plättchenaggregation am Boden erreichen. Mit dieser einfachen Zentrifugationsmethode lassen sich etwa 60 % der Thrombozyten des peripheren Blutes gewinnen. Durch Zusatz von Tween-80 oder Triton-WR 1337 kann die Thrombozyten-Agglutination vermieden werden. Silikonisiertes Glasgerät reduziert ebenfalls die Thrombozyten-Aggregation erheblich.

Auch Ionenaustauscher-Säulen wurden zur Plättchenisolierung verwandt (12), dabei lassen sich ca. 40 % der im Vollblut vorhandenen Thrombozyten isolieren. Ebenso wie die anderen Blutzellbestandteile durch Flotation gewonnen werden können, ist dies natürlich auch zur Gewinnung der Thrombozyten möglich. Mit einer Mischung verschiedener Silikonen unterschiedlichen spezifischen Gewichtes (z. B. Silikon mit dem spezifischen Gewicht 1060 und dem spezifischen Gewicht 0960) kann man eine Mischung erstellen, die ein spezifisches Gewicht von 1040 hat. Überschichtet man nunmehr diese Silikonmischung mit 1 ml EDTA-Blut und zentrifugiert dies bei 300 rpm 15 Minuten lang, dann lassen sich 94 % der Thrombozyten aus dem peripheren Blut gewinnen. Diese Thrombozyten sind unauffällig, voll funktionsfähig und für alle funktionellen und metabolischen Studien geeignet.

Zusammenfassung

Es gibt eine Vielzahl von Methoden zur Isolierung von Blutbestandteilen, keine ist ideal, alle müssen jedoch bestimmte Kriterien er-
füllen. Die zu isolierenden Zellen müssen intakt sein und ihre morphologische Integrität bewahren, die Zellausbeute muß möglichst
hoch sein, der Präparationsvorgang möglichst einfach. Kontamina-
tionen mit anderen Zellfraktionen müssen gering sein. Sind alle
diese Kriterien erfüllt, dann wird es uns möglich sein, auch in
vitro Fragen zu klären, die in vivo Relevanz erlangen könnten.

Literatur

1. Dausset, J.: Compt. Rend. Soc. Biol. 148, 1607 (1954)

2. Dausset, J., A. Nenna und H. Brecy: Blood 9, 696 (1954)

3. Dausset, J., A. Nenna und H. Brecy: Sang. 24, 410 (1953)

4. Martin, S.P. und R. Green: in: Methods in Medical Research
      (J.V. Warren ed) Vol. 7, p. 136 Year Book, Chicago,
      Illinois (1958)

5. Rigdon, R.H. und F. S. Schrantz: Ann. Surg. 116, 122 (1942)

6. de Duve, C. und R. Wattiaux: Ann. Rev. Physiol. 28: 435 (1966)

7. Otto, F.: Blut 21: 290 (1970)

8. Otto, F. und D.O. Schmid: Blut 21: 118 (1970)

9. Tärnvik, A.: Acta path. microbiol. scand. Sec. B 79 588 (1971)

10. Stossel, Th. P.: N. Engl. J. 290: 774 (1974)

11. Dillard, G., G. Brecher, E. R. Cronkite: Proc. Soc. Exptl.
      Biol. Med. 125, 796 (1951)

12. Freemann, G.: Science 114: 527 (1951)

Rundtischgespräch

Aspartattherapie und postoperative Thromboseprophylaxe

SCHARA: Meine sehr verehrten Damen und Herren. Dieses Symposion hat zwei Aufgaben: erstens über den neuesten Stand der Forschungen zur Beeinflussung der Thrombozytenfunktion durch Kalium-Magnesium-aspartat zu berichten, und das ist durch die Refe-
renten des heutigen Vormittags geschehen. Der zweite Grund, der
mir als Kliniker zumindest genauso wichtig erscheint, ist, das Kalium-Magnesium-aspartat, das uns zur Therapie postoperativer
Elektrolytstörungen so wichtig erscheint, aufgrund seiner Throm-
bozytenaggregations-hemmenden Wirkung einzuordnen in unsere
Bemühungen um die postoperative Thrombose- und Embolieprophylaxe. Ich hoffe, daß uns das gelingen wird. Gerade dieser zweite
Aspekt erklärt nämlich das große Interesse vieler meiner anaesthe-
siologischen Kollegen an dieser Veranstaltung. Erlauben Sie mir daher, daß ich spezielle Interessen einzelner Thrombozytenforscher
jetzt etwas zurückdränge zugunsten einer allgemeinen, mehr klinischen und ich hoffe auch für viele von uns leichter verständlichen
Betrachtungsweise des Thromboembolie-Problems, unter den be-
sonderen Aspekten der Thrombozytenfunktion.

Noch in der Mitte der vierziger Jahre dieses Jahrhunderts gab es
nach B. Maupin im Weltschrifttum jährlich nur etwa 50 Publikationen über die Thrombozyten; in den Jahren 1970/71 waren es bereits
1.600 pro Jahr, und wie mir Herr Reuter gerade gestern mitteilte,
sind allein in diesem Jahr bereits 4.000 Publikationen über Throm-

bozyten erschienen. Wer soll dagegen noch anlesen? Wir befinden
uns heute, so meinte MARX neulich auf dem Colfarit-Symposion in
Wuppertal, nach einer langen Erprobungszeit der Antikoagulanzien
und einer beachtlichen Zeitspanne der Erfahrung mit Thrombolyti-
ka in der Phase der Entwicklung und klinisch praktischen Erpro-
bung von thrombozytotropen Pharmaka, insbesondere der Anti-
thrombotika vom Typ der Antaggregantien. Das Ziel ist dabei,
möglichst gute, langzeitig verträgliche, plättchenfunktionshem-
mende Arzneimittel zu entwickeln, die es erlauben, den Thrombus am "weißen Kopf" zu fassen, d. h. die Abscheidung von Plättchen an freigelegtem Subendothel oder bionegativ veränderten Endothelien besonders der Arterien zu verhüten. Diese Bedeutung
der Thrombozytenfunktion für die Pathogenese der Thrombose
hat Herr Poliwoda in seinem Einführungsreferat dargestellt. Die
Bedeutung für die postoperative Elektrolyttherapie von Inzolen beruht darauf, daß das Kalium und Magnesium, als Salze der Asparaginsäure appliziert, zu einem beschleunigten und intensiveren
Einbau dieser Kationen in die Zelle führt als bei Applikation dieser Kationen ohne zugleich zugeführte Asparaginsäure. Der Grund
ist darin zu sehen, daß gerade durch die Asparaginsäure die Glyko-
neogenese verbessert wird und daß durch eine Verbesserung der
Energievorgänge, durch eine Verbesserung der ATP-bildung, die
Stoffwechselvorgänge insgesamt, auf jeden Fall dann, wenn sie ge-
stört waren, verbessert werden. Das ist also das Verdienst dieser
Substanz, warum sie uns in der Anwendung im postoperativen Verlauf bei der Intensivtherapie heutzutage so wichtig erscheint. Es
kommt durch Kalium-Magnesium-aspartat zu einem Wiederaufbau
der normalen elektrischen Membranpotentiale der Zelle, der durch
den intrazellulären Kaliumverlust herabgesetzt war. Das heutige
Kolloquium hat nun gezeigt, daß auch die Thrombozyten durch die

Behandlung mit Kalium-Magnesium-aspartat in ihrer Funktion günstig, zum Teil aber auch ungünstig, beeinflußt werden. Und diese Diskrepanz müßten wir nun einmal ausräumen. Herr Tilsner hat in seinem Vortrag darauf hingewiesen, daß wir bei den Vorgängen, um die es sich hier handelt, die Dosierungsfrage auf keinen Fall außer acht lassen dürfen, und ich glaube, das ist für unsere postoperative Therapie überhaupt der Ansatzpunkt zu diesem Gespräch. Herr Tilsner, darf ich Sie noch einmal bitten, um etwas über die Pharmakokinetik dieser Substanz zu sagen, vor allem die klinisch bedeutsamen Mengen, die wir bei der Therapie anwenden, ins rechte Licht zu setzen, ausgehend von den experimentellen Forschungen, die wir heute vorgetragen bekommen haben.

TILSNER: Zunächst einmal muß man wohl zwischen den Kationen und der Asparaginsäure trennen. Wenn Kalium-aspartat und Magnesium-aspartat zur Einwirkung kommt, tritt dieser Hemmeffekt der Asparaginsäure nicht so schnell auf, während mit den Elektrolyten, vor allen Dingen mit den zweiwertigen Kationen, eben doch rasch ein Hemmeffekt eintritt, in Abhängigkeit von der Dosis. Die Gerinnung ist ja letzten Endes eine enzymatische Kettenreaktion, und wie die meisten enzymatischen Reaktionen ist sie aktivierbar. In diese Reaktion geht nicht nur Enzym und Substrat ein, sondern auch der Katalysator. Wird aber das Gleichgewicht verschoben, so kommt es schließlich zu einer Hemmwirkung. Die Übertragung der Dosis aus den in vitro-Versuchen für die in vivo-Behandlung ist sehr schwierig. Das, was wir in vitro an Wirkstoff benötigen, um eine gesicherte Aktivierung zu erzeugen, das bewährt sich in der Klinik durchaus nicht. Wie gesagt, wir sind bei der Aktivierung der Thrombozyten bei 2 x 1 Dragee bis höchstens 3 x 1 Dragee stehen geblieben, während wir in vitro wesentlich höher dosieren mußten.

Eins ist noch zu sagen: mit Elektrolyten eine gerinnungshemmende Therapie im Sinne eines Antikoagulanz durchzuführen, halte ich - zumindest zur Zeit - noch nicht für geeignet oder für gesichert. Wenn sich Inzolen trotzdem in der Thromboseprophylaxe bewährt, dann liegt das wohl mehr daran, daß wir die postoperativen Stoffwechselstörungen mit dieser Therapie besser abfangen können, besser behandeln können, und gerade die Stoffwechselstörungen führen ja oft in ihrer Anfangsphase oder überhaupt zu einer Gerinnungsaktivierung, bis sie später in die Hemmung eingehen. Wir setzen also indirekt das Thromboserisiko herunter, senken es, ohne daß wir gleich immer von einem Antikoagulanzieneffekt sprechen dürfen.

SCHARA: Herr Tilsner, wenn man Ihren Vortrag auf eine einfache Formel bringen wollte, könnte man sagen: Sie haben gezeigt, daß physiologische Vorgänge unter physiologischen Bedingungen physiologisch ablaufen. Sobald man diese Bedingungen unphysiologisch macht, laufen sie auch unphysiologisch ab. Das heißt: bei normalen Elektrolytkonzentrationen im Serum funktionieren auch die Thrombozyten normal, sobald die Elektrolytkonzentrationen überdurchschnittlich erhöht werden, stellen auch die Thrombozyten ihre Funktion ein. Ziel unserer Therapie ist, physiologische Zustände wiederherzustellen. Das gestörte Milieu muß also wieder physiologisch werden und der gestörte Energiehaushalt muß wieder aufgebaut werden.

TILSNER: Das ist der zweite Teil meiner Bemerkung. Inzolen kann nach meiner Überzeugung nicht als direktes Antikoagulanz angesehen werden, sondern als ein Wirkstoff, der die physiologischen Bedingungen durch Elektrolyttherapie aufrechterhält und damit das Thromboserisiko, was als Sekundärerscheinung bei Stoffwechselstörungen mit drin ist, herabsetzt. Durch die Verhinderung der Stoffwechselentgleisung setzen Sie das Thromboserisiko geringer an.

SCHARA: Darf ich die anderen Herren fragen, ob Sie den Ausführungen von Herrn Tilsner noch etwas hinzufügen wollen.

REUTER: Ich würde es in Form einer Frage kleiden. Glauben Sie,
daß die unterschiedliche Wirkung, also entweder Aktivierung der
Thrombozyten oder Hemmung der Thrombozytenfunktion dadurch
zustandekommt, daß einmal eben ATPasen durch Angriff von aus-
sen her aktiviert werden, so daß also ADP entsteht und die Funktion damit verstärkt, und zum andern, daß durch intrazelluläres
Magnesium eben eine Steigerung zum Beispiel des ATP-Spiegels
erfolgt, so daß dann praktisch die Membran dicht gemacht wird
und eine Funktionshemmung eintritt. Halten Sie derartige Unterschiede für möglich?

TILSNER: Ich meine schon, daß die Unterschiede darauf beruhen.
Wir haben ja Ihren sehr interessanten Vortrag gehört. Wir haben
das zwar nicht an Thrombozyten, aber experimentell am Herzmus-
kel untersucht, daß Sie bei einem erhöhten Angebot von Magnesium-
aspartat, Zink eventuell dazu, eine Überlebenszeitverlängerung erreichen und gleichzeitig einen verminderten, das ist vielleicht als
Voraussetzung anzusehen, einen verminderten ATP-Verbrauch und
-Abfall bewirken, so daß Sie eben tatsächlich in der niedrigen Konzentration die ATPasen aktivieren, während Sie im hohen Bereich
sie nachher wieder hemmen und damit praktisch, wenn Sie so wollen, konservieren würden.

POLIWODA: Ich möchte das Grundkonzept von Herrn Tilsner, das
jetzt hier anklang, auch unterstützen. Ich glaube auch, daß wir mit
der Hemmung der Thrombozytenadhäsivität und -aggregation einen
Beitrag zur Thromboseprophylaxe leisten, jedoch haben wir z. Zt.

noch kein Mittel in der Hand, das so zuverlässig wirkt, daß wir
auf die bewährten Antikoagulantien verzichten können. Es ist
aber denkbar, daß wir einen Verstärkungseffekt der Antikoagulantien erreichen. Nur bleibt nach wie vor die Frage offen, ob
es genügt, allein die Thrombozyten zu beeinflussen oder ob wir
an beiden Systemen angreifen müssen, nämlich an der plasmatischen Gerinnung und an den Plättchen, um eine ausreichende
Sicherheit in der Thromboseprophylaxe zu erreichen.

SCHARA: Dürfen wir die Antwort auf diese Frage noch etwas zu-
rückstellen? Ich möchte Sie noch fragen, Herr Poliwoda: Sind
denn die Ergebnisse einiger Studien zur postoperativen Embolieprophylaxe in Bezug auf tödliche Lungenembolie ebenfalls so un-
signifikant, wenn wir jetzt die Wirkung der Aggregationshemmer
generell beurteilen wollen.

POLIWODA: Sie denken wahrscheinlich an die Studie von Herrn
Loew?

SCHARA: Ich denke vor allem deshalb daran, weil die Thrombose
uns im postoperativen Verlauf nicht so sehr stört. Was wir unbe-
dingt verhindern müssen, ist die tödliche Lungenembolie.

POLIWODA: Die Studie von Herrn Loew hat tatsächlich hinsichtlich
der Lungenembolie eine, wenn ich mich recht erinnere, signifikante Senkung der tödlichen Lungenembolien in der mit Acetylsalicylsäure behandelten Gruppe ergeben. Diesem Ergebnis gegenüber
steht unsere Studie bei Patienten mit alloplastischem Hüftgelenk-
ersatz, die bekanntlich mit einer hohen Thromboserate behaftet
sind. In dieser Studie wurden alle Patienten mit Jod-125-Fibrinogen

auf Thrombosen in den unteren Extremitäten abgesucht, sodann
wurde jeden Tag eine klinisch-angiologische Untersuchung durchgeführt und alle Patienten wurden prä- und postoperativ phlebo-
graphiert. Wir fanden bei 150 Patienten keine signifikante Änderung der Thromboserate in der Gruppe, die mit Acetylsalicylsäure behandelt worden ist.

TILSNER: Das möchte ich ergänzen: wir haben die erste Unter-
suchungsreihe zwar nicht mit Fibrinogen 125 gemacht, sondern
nur klinisch und phlebographisch kontrolliert. Das deckt sich voll-
kommen mit dem, was Sie sagen: es war ein Unterschied von 0,2 %
Leerwert im Vergleich zu ASS. Auf der anderen Seite muß ich Ihnen
auch etwas widersprechen. Die Lungenembolie ist ein sehr heftiges
und sehr unschönes Signal, das tödlich enden kann. Die Patienten,
die eine Thrombose durchmachen, die einen Teilverschluß eines
Gefäßes durchmachen, die gehen zwar unter Umständen ohne Beschwerden aus der Klinik. Aber sie kriegen bei dem nächsten Anlaß den kompletten Verschluß, so daß die Lungenembolie als solche
nicht alleine als Maßstab gesetzt werden kann, sondern überhaupt
der thrombotische Verschluß oder Teilverschluß. Denn das ist für
die Patienten zwar zunächst nicht ganz so aktuell, wenn sie gesund
nach Hause gehen. Aber wenn sie als Folge einer Teilthrombose
später aus irgendeinem weiteren Anlaß einen kompletten Verschluß
bekommen und haben nachher ein postthrombotisches Syndrom oder
später eine Embolie, an der sie versterben, so ist es letzten Endes
das gleiche. Und noch eins: die Senkung der Lungenemboliehäufig-
keit bei Herrn Loew war statistisch signifikant, bezogen auf das Ge-
samtmaterial. Aber wenn Sie zunächst einmal davon ausgehen, daß
1,3 % der Patienten in dem Vergleichskollektiv überhaupt nur Lungenembolien hatten, sind das so niedrige Zahlen, die wir bei schwe-

ren Eingriffen ohne Thromboseprophylaxe nicht beobachtet haben.
Das muß ich dazusagen. Also 1,3 % Lungenembolien bei größeren
Operationen oder gar bei Patienten, die hinterher fixiert sind,
Hüftgelenksoperationen z. B., so niedrig kommen wir nicht.

SCHARA: Das wirft nun die Frage nach der Vorsorge vor einer
Lungenembolie mit physikalischen Behandlungsmaßnahmen auf.
Wir beschäftigen uns hier immer wieder mit Medikamenten und
vergessen ganz, daß ja Thromboseprophylaxe schon seit Jahrzehn-
ten betrieben worden ist, und zwar von Chirurgen mit gutem Erfolg,
die noch keine Firmen im Hintergrund hatten, die ihnen spezifisch
wirksame Substanzen in die Hand gegeben haben. Herr Jacobi,
können Sie etwas darüber sagen?

JACOBI: Angaben über Häufigkeiten von Thrombosen und Embolien
sind nur unter Vorbehalt zu machen. Postoperativ wird eine Throm-
bosehäufigkeit von 0,4 % angegeben, im Süden der BRD liegt sie höher. Verschiedene chirurgische Eingriffe haben unterschiedliche
Thrombosehäufigkeiten: So folgt der Hüftgelenksprothese eine Thromboserate von ca. 30 %. Bei exakteren Nachweismethoden, z. B. mit
der Jod-125-Fibrinogen-Methode lassen sich nach Hüftgelenksoperationen 40 - 60 % Thrombosen nachweisen. Postoperative Lungenembolien treten bei bekannten Venenthrombosen in ca. 10 % der Fälle
auf, unter Antikoagulantien in etwa 3 %.

SCHARA: Die alte Virchow'sche Trias der Thromboseauslösung be-
sagt, daß wir drei Ursachen behandeln müssen: einmal die verlangsamte Strömung, zum anderen die Gefäßwandschädigung, die auch
durch Entzündungsvorgänge hervorgerufen sein kann, und erst zum
dritten die erhöhte Gerinnbarkeit. Gerade auf die verlangsamte

Strömung hat ja Herr Poliwoda mit seiner Forderung, auch die Herzinsuffizienz zu behandeln, vorhin hingewiesen. Das ist auch im postoperativen Verlauf eine der wesentlichen Ursachen. Daher gilt es die Strömungsverminderung zu beseitigen durch die Optimierung der Herzkraft, und durch die Optimierung der Fließeigenschaften des Blutes über einen ausgeglichenen Wasser- und Elektrolythaushalt. Der operative Gefäßwandschaden ist natürlich auch zu beeinflussen, und vielleicht liegt gerade die Wirkung der ASS, auch die Wirkung der Butazolidine darin, daß damit die Gefäßwand sehr viel besser beeinflußt werden kann als wenn man keine entzündungshemmende Maßnahme durchführt.

BROCKHAUS: Herr Karger hat in seinem kürzlich erschienenen Buch über die Acetylsalicylsäure gesagt, daß man diese Substanz besser nicht geben sollte, da er nicht glaube, daß sie Thrombosen verhindern kann, wohl aber die entzündlichen Erscheinungen beeinflußt. Da seiner Meinung nach ASS auf die Thrombose keinen Einfluß hat, wohl aber die klinischen Erscheinungen der Thrombose verschleiern könnte, sei die Gefahr einer Acetylsalicylsäure-Behandlung relativ groß.

SCHARA: Das scheint mir nicht ganz durchdacht.

TILSNER: Vielleicht soll man als erstes sagen, daß nicht jedesmal eine klinisch manifeste Thrombose erforderlich ist. Denken Sie an die Arbeit der Pathologen. Und Sie haben trotzdem eine Lungenembolie, denn die Gerinnsel können vorher abgerissen werden. Zum zweiten, die Strömungsgeschwindigkeit spielt sicher eine erhebliche Rolle. Und die Aggregationshemmer haben im arteriellen Schenkel eine wesentlich größere therapeutische Bedeutung; ich

glaube, da braucht man sich im Moment nicht drüber zu streiten.
Aber postoperativ oder bei ruhiggestellten Patienten, auch nach
einem Herzinfarkt oder bei anderen Gegebenheiten, haben wir
meist die Komplikationen im venösen Schenkel und die Thrombozytenaggregation ist mit abhängig oder wird mit bewirkt und induziert in Abhängigkeit von der Strömungsgeschwindigkeit. Und
daher ist es eigentlich von der Sache her schon etwas fraglich,
ob die Aggregationshemmer allein eine venöse Thrombose verhindern können. Ich möchte das gar nicht so negativ sehen wie
Herr Karger. Aber unsere Untersuchungen, und das deckt sich
ja auch hier mit den Befunden von Herrn Poliwoda, sprechen eben
dagegen, daß sie im venösen Bereich ausreichend sind, ob den
Thrombozyten allein die primäre Rolle zukommt und nicht auch
der Strömungsgeschwindigkeit. Ich darf da noch die Krankengymnastik mit ergänzen, die ebenso zur Thromboseprophylaxe
gehört wie ein Antikoagulanz, finde ich.

SCHARA: Das Auftreten von Thrombosen ist auch altersabhängig.
Herr Jacobi hat darauf hingewiesen. Es ist operationsabhängig.
Auch die Anzahl der tödlichen Lungenembolien ist zu einem ganz
großen Prozentsatz auf die Altersgruppe der 70- und wenigstens
über 60-jährigen beschränkt. Spektakulär ist sie immer, wenn sie
einen jungen Menschen betrifft, aber statistisch gesehen, sind die
alten sehr viel häufiger beteiligt.

ANGELKORT: Das paßt durchaus zu den Untersuchungen von Breddin
(1968). Im Plasma von Patienten mit höherem Lebensalter nimmt
die Spontanaggregation der Thrombozyten deutlich zu. In einer Altersgruppe von 60-jährigen fand er ungefähr bei 80 % der unter-
suchten Patienten die Plättchenaggregation pathologisch gesteigert.

SCHARA: Was mir ursprünglich - und ich glaube auch vielen anderen, die sich mit dem Inzolen befaßt haben - aufstieß, nachdem die Untersuchungen von Herrn Poliwoda über die Beeinflussung auch der Thrombozyten durch Inzolen bekannt waren, war dies: hier ist ein Mittel, das man ohnehin braucht bei der postoperativen Elektrolyttherapie; wenn man mit diesem Mittel auch noch das andere große Problem lösen könnte, das wir postoperativ haben, die Thromboembolieprophylaxe, dann wäre das für uns ein erheblicher Schritt vorwärts. Diese Frage ist, so meine ich, nach den heutigen Vorträgen nicht so einfach mit "Ja" zu beantworten. Wir haben doch außer Inzolen noch eine ganze Reihe anderer Substanzen, die wir auch während der Operation und im postoperativen Verlauf einsetzen und die sich gerade in Bezug auf die Thrombozytenaggregation durch eine Wirkung auszeichnen. Darüber sollte in diesem Kreise etwas gesagt werden und auch das wieder in Beziehung zur Dosierung von Inzolen, wie wir es postoperativ verwenden. Gibt es denn, weil ja viele Mittel auf die Aggregation der Thrombozyten einwirken, Interferenzen, beispielsweise zwischen Inzolen und den übrigen thrombozytenwirksamen Substanzen? Aber vielleicht vorerst zu der Frage, was denn das Dextran in diesem Zusammenhang macht?

POLIWODA: Man kann im Tierexperiment einwandfrei zeigen, daß es eine sehr exakte Dosis-Wirkungskurve der Dextrane hinsichtlich der Bildung von Abscheidungsthromben gibt. Außerdem existiert eine sehr enge Beziehung zwischen der Größe des verwendeten Dextran-Moleküls und der Reduzierung der Abscheidungsthromben. Ausgehend von diesen gesicherten Daten wurden eine Reihe klinischer Studien hinsichtlich der Thromboseprophylaxe mit Dextran

durchgeführt. Für einen normalgewichtigen Patienten benötigt
man ca. 800 ml Macrodex, um eine ausreichende Hemmung
der Thrombusbildung zu erreichen. Um den Effekt aufrecht
zu erhalten, müssen an den folgenden Tagen wenigstens 200
bis 300 ml Macrodex/die appliziert werden. Die Dextran-Be-
handlung kann sich daher nur auf einen relativ kurzen Zeitraum beschränken, da die längere Gabe von Dextranen doch
ein wenig problematisch ist, da es relativ schwer verstoffwech-
selt wird und u. a. in die Nierentubuli abgelagert wird. Die von
Herrn Schara aufgeworfene Frage, ob mit Inzolen im postoperativen Verlauf sowohl die Entgleisungen im Elektrolytstoffwechsel
als auch die Thromboseprophylaxe in den Griff zu bekommen
sei, möchte ich folgendermaßen beantworten:

Man kann durch die Gabe von Inzolen lediglich mit einer Senkung
der Thrombozytenadhäsivität rechnen. Ob diese Senkung der
Thrombozytenadhäsivität aber ausreicht, um andere Faktoren,
die in der Pathogenese der Thrombusbildung eine Rolle spielen,
z. B. Einschwemmung von thromboplastischen Substanzen aus
dem Operationsgebiet zu kompensieren, das erscheint mir sehr
fraglich. Wir beeinflussen also nur einen der relativ vielen Faktoren der Thrombusbildung. Wir können also keine 100 %ige
Thromboseprophylaxe durch Inzolen erwarten. Es erscheint mir
aber sehr sympathisch, daß wir mit einem Mittel, das wir zur
Regulierung des Elektrolythaushaltes benötigen, auch gleichzeitig einen thrombosehemmenden und nicht etwa einen thrombose-
fordernden Effekt geliefert bekommen.

SCHARA: Schwierig ist ja immer die Übertragung der in vitro-
Versuche auf die in vivo-Studien. Dort gibt es sehr viele Inter-

ferenzen. Herr Tilsner hat darauf hingewiesen, daß das Substrat
ganz entscheidend ist für die Wirkung. Es kommt z. B. im Magnesium darauf an, ob Zink dabei ist, dann brauchen wir weniger,
um die Wirkung mit einer bestimmten Konzentration zu erreichen.
Und so geht es uns im Organismus mit vielen Substanzen. Es sind
zu viele Einflüsse da, so daß sich der Nachweis einer exakten Deu-
tung eben immer wieder entzieht. Wie, Herr Tilsner, können wir
die Dosierung, die postoperativ heute die übliche ist, mit einer
Gabe von 25 - 50 mval Kalium und Magnesium im Inzolen im Zu-
sammenhange mit Ihren Untersuchungen über die Thrombozyten-
Aktivierung oder Aggregationshemmung beurteilen?

TILSNER: Das ganze postoperative oder posttraumatische Verhalten ist recht komplex. Sie haben eine Aktivierung mit und ohne
Elektrolyttherapie. Das würde ich zunächst einmal unterstellen.
Was auch Herr Poliwoda gerade gesagt hat, möchte ich unterstrei-
chen: ich würde dem Inzolen nicht in erster Linie die Rolle eines
Aggregationshemmers zukommen lassen, sondern ich würde es
zur Korrektur des Stoffwechsels und zur Erhaltung des Stoffwech-
selgleichgewichtes einsetzen und würde die Nebenwirkung beim
Inzolen als Aggregationshemmer, - wenn Sie es etwas schneller
tropfen lassen, kommen Sie sehr rasch in den Hemmbereich hinein, -
durchaus ausnutzen. Wenn ich einen rein antithrombotischen Effekt
haben will, würde ich es immer mit Heparin kombinieren.

SCHARA: Noch einmal zu der Frage der Dextrane. Gibt es eine
Wechselwirkung zwischen Inzolen und Dextranen in dieser Hinsicht?

TILSNER: Ausführliche Untersuchungen liegen nicht vor. Einzelfäl-
le lediglich. Aber einzelne Fälle besagen immer nicht genug.

SCHARA: Die Diskussion nähert sich dem Stadium, wo wir sagen können, wir müssen uns, wenn wir über Thromboembolieprophylaxe reden, mit den Substanzen auseinandersetzen, die von jeher die Thromboembolieprophylaxe signifikant verbessert haben; wir müssen uns jetzt den klassischen Substanzen zuwenden, die im Gerinnungsvorgang eingreifen und nicht am Thrombozyten. Herr Poliwoda, darf ich Sie um eine kurze Zusammenfassung bitten?

POLIWODA: Für die Hemmung der Gerinnung stehen zwei bewährte Substanzen zur Verfügung, nämlich das Heparin und das Cumarin. Heparin wirkt in erster Linie als Antithrombin. Für seine Wirkung benötigt es das Antithrombin III, das nach unserem heutigen Wissen durch Heparin zu einer überaus schnellen Reaktion mit Thrombin befähigt wird. Das irgendwo im Körper entstehende Thrombin wird also von dem Antithrombin-Heparin-Komplex neutralisiert und steht damit für die Umwandlung von Fibrinogen in Fibrin nicht mehr zur Verfügung.
Die Cumarine greifen bekanntlich in der Synthese der Prothrombingruppe ein, und zwar kommt es zu einer Fehlbildung des Prothrombins in der Leber. Das Prothrombinmolekül ist dann funktionell minderwertig. Gleiches gilt für die Faktoren VII, IX und X.

Die Kontrolle der Antikoagulantien-Therapie mit Cumarinen erfolgt mit Hilfe des Quicktestes und die der Heparin-Therapie mit der Thrombinzeit oder aber mit der partiellen Thromboplastinzeit.

SCHARA: Dies zur Einführung. Wir sollten uns jetzt mit der Dosierung beschäftigen. Die technischen Probleme sind ja auch ganz wesentlich für eine Substanz, ob sie sich durchsetzt oder ob sie sich nicht durchsetzt. Wir haben gerade von dem Dextran gesprochen, daß die Mengen, die wir brauchen würden, ebenso hoch sind, daß

wir eine Belastung des RES, der Speicherfähigkeit bekommen und
daß es deshalb ausscheidet. Wie ist das mit der Dosierung von
Heparin? Das Heparin wirkt ja nur sehr kurz und wir müssen, um
das Heparin richtig zu dosieren, eben sehr häufig Heparin geben:
in welcher Dosierung, in welcher Anwendungsform?

HOLZHÜTER: Zur Anwendung des Heparins stehen uns drei verschiedene Verfahren zur Verfügung: die i. v. Gabe in mehreren
Einzeldosen pro Tag, die Dauertropfinfusion und die subcutane
Heparinapplikation. Mit der i. v. Gabe in Einzeldosen erreicht man
keine gleichmäßige Dauerheparinisierung. Zur Thromboembolieprophylaxe oder Prophylaxe der Verbrauchscoagulopathie ist daher
die kontrollierte Dauertropfinfusion als Methode der Wahl anzusehen. Unter der Remobilisation oder bei ambulanter Patientenver-
sorgung kann man auf subcutanes Heparin übergehen, das bei noch
ausreichender Dosierung (5.000 Einheiten/ 12 h/ 70 kg Patient) noch
einen dauerhaften, minimalen Blutheparinspiegel gewährleistet. Bei
Patienten mit arteriellen oder venösen Gefäßleiden, die über einen
langen Zeitraum anticoaguliert werden müssen, bewährt sich diese
Applikation mit subcutan-injiziertem Heparin besonders. Hohe Heparindosen (über 30- 40.000IE/die) sind bei Hämostasedefekten
ausgesprochen gefährlich. Deshalb haben sich unter dem Gesichts-
punkt der Thromboseprophylaxe Heparindosen, als sogenannte
"low-dosis" von 300-400IE Heparin/h durchgesetzt. Die Wirkung
kann mit der Plasmathrombinzeit kontrolliert werden. Ein günsti-
ger therapeutischer Bereich ist dann erreicht, wenn die Plasmathrombinzeit zwischen 25 und 35 sec liegt. Unter dieser Dosierung von bis
zu 10.000IE Heparin/Tag/70 kg Körpergewicht, die bei Patienten bereits präoperativ eingeleitet werden kann, haben wir fast nie kompli-
zierte Blutungen gesehen. Das thromboembolische Risiko ist auch

nach unserer Erfahrung unter dieser niedrigen Dosierung wesentlich geringer, besonders bei operierten Patienten. Zusätzlich bewähren sich neben dieser Heparinprophylaxe noch Aggregationshemmer, wenn eine nachweisbare gesteigerte Plättchen-Aggregationstendenz vorliegt. Die Heparin-Dosierung bei Verbrauchskoagulopathien ist eher höher als die beschriebene "low-dosis" und ist nach dem Krankheitsverlauf festzulegen.

ANGELKORT: Vielleicht kann man da ergänzend noch hinzufügen, daß es mit zunehmender Dauer der Heparinisierung sehr häufig zu einer stärkeren Empfindlichkeit gegenüber der angewendeten Heparin-Dosis kommt. Die Plasmathrombinzeit steigt bei diesen Patienten sehr viel stärker an, als man es mit der gleichen Dosis Heparin vorher beobachten konnte. Meist kommt das daher, wie wir in Reihenuntersuchungen bei Gefäßkranken gefunden haben, daß es unter Antikoagulantienbehandlung, besonders unter der Behandlung mit Heparin, zu einer Aktivierung der Fibrinolyse kommt und daß dann regelmäßig polymerisationshemmende Spaltprodukte zirkulieren. Diese beeinflussen die Fibrinpolymerisationszeit und verlängern damit unabhängig von der Heparinwirkung die Thrombinzeit. Es sollte daher empfohlen werden, bei allen Antikoagulantien-Patienten nicht nur mit der zwar empfindlichen, aber unspezifischen Plasmathrombinzeit zu kontrollieren, sondern auch gleichzeitig die Fibrinpolymerisationszeit mit Reagenzien zu bestimmen, die nicht von Heparin beeinflußt werden, aber die fibrinpolymerisationshemmende Wirkung der Spaltprodukte erfassen. Als einfache Methoden dafür wäre die Bestimmung der Thrombinkoagulase- und der Reptilaseplasmagerinnungszeit zu empfehlen. Diese erfassen alle Fibrinogenspaltprodukte und sprechen besonders empfindlich auf D und E an und zwar die Reptilasegerinnungszeit etwas deutlicher. Nur bei

Dysfibrinogenämien, also bei Vorliegen von pathologischen Fibrinogenmolekülen (sehr seltene erworbene oder angehobene Rarität) sind diese Gerinnungszeiten nicht mehr aussagekräftig.

SCHARA: Bei der Dosierung, Herr Angelkort, wollte ich Sie doch noch einmal fragen. Wir rechnen eigentlich, da wir Heparin postoperativ doch im wesentlichen per Dauertropfinfusion anwenden, in Einheiten pro 24 Stunden und berechnen das auch auf kg Körpergewicht. Könnten Sie das noch einmal, damit wir uns richtig verstehen, umrechnen? Herr Holzhüter.

HOLZHÜTER: Wenn man 300-400 E/h bei der Low-Dosis-Behandlung annimmt, bei einem 70 kg schweren Patienten, dann sind das zwischen 7-10.000 E in 24 h.

SCHARA: Das ist nach unserer Meinung sehr niedrig. Wir gehen doch bisher auf 300 Einheiten pro kg Körpergewicht. Ist eine so niedrige Dosierung ausreichend?

TILSNER: Das hängt davon ab, was Sie wollen und was Sie machen. Wir wollen ja postoperativ oder posttraumatisch keine Heparin induzierte Blutung haben, das müssen wir voraussetzen. Die niedrige Dosierung soll in diesem Sinne keinen Antikoagulanzieneffekt haben. Im Rahmen des postoperativen Verbrauchs an Gerinnungsfaktoren fällt auch der sogenannte Heparin-Cofaktor ab, und bleibt wesentlich länger erniedrigt. Was wir mit der geringeren Dosierung erreichen wollen, ist, daß dieses Gleichgewicht der Hemmsubstanz für die Gerinnung erhalten bleibt. Wir geben also zwölfstündlich 100 Einheiten pro kg Körpergewicht, das wären 200 pro 24 Stunden und erhöhen allerdings ab 3. Tag. Haben Sie allerdings eine akute Throm-

bosegefährdung, d. h. Patienten, die echt gefährdet sind, dann
müssen Sie ab 3. Tag die Heparin-Dosis in dem Hemmbereich erhöhen. Sonst betreiben Sie nicht eine Thromboseprophylaxe, wie
Sie es beispielsweise mit dem Cumarin machen, wo Sie immer eine
Vollwirkdosis zur Anwendung bringen, sondern Sie halten nur die
postoperativen oder posttraumatischen Veränderungen im Gleichgewicht, um ein Umkippen nach der einen Seite zu verhindern. Haben Sie Patienten mit einem vorausgegangenen Herzinfarkt oder mit
häufigen Thromboembolien, dann müssen Sie die Dosis erhöhen.
Und deswegen, entschuldigen Sie, wenn ich nochmals auf den Aus-
gangspunkt, auf die Aspartate zurückkomme, ist es so wichtig, den
Stoffwechsel im Gleichgewicht zu halten, nicht um damit einen Ge-
rinnungseffekt direkt zu erzielen, sondern um diese Risikofaktoren
auszuschalten. Wir gehen am 3. Tag auf 150 bis 200 Einheiten Heparin pro kg Körpergewicht.

SCHARA: Dankeschön.

ANGELKORT: Um nochmal auf ein Beispiel hinsichtlich des Anflu-
tens von Fibrinspaltprodukten hinzuweisen. Patienten, die sich wo-
chenlang eine bestimmte Dosis eines subcutanen Heparin-Präpara-
tes gespritzt haben und dauernd bei einer Plasmathrombinzeit zwischen 20 und 40 Sek. beispielsweise lagen, haben plötzlich unmeß-
bare Plasmathrombinzeiten. Bei diesen Patienten finden wir dann
in sehr hohen Konzentrationen Spaltprodukte. Da muß man sehr auf-
passen, daß diese Patienten keine Blutungen bekommen, und da muß
man wiederum die Dosis verringern oder vorübergehend absetzen.

SCHARA: Das führt uns jetzt zu der Frage der Überwachung der
Therapie der Thromboembolieprophylaxe. Wovon wir Kliniker im-

mer wieder träumen, ist ein Mittel, das ohne Laborkontrolle
angewandt und das keine Nebenwirkungen in dem Sinne einer
Überfunktion haben kann. Das ist mit dem Heparin nicht gegeben. Wie verhalten wir uns überhaupt, um unter der Therapie
die Therapie zu diagnostizieren? Welche Funktionsproben müssen wir anstellen?

JACOBI: Das Wesentliche wurde schon von Herrn Poliwoda gesagt, die Marcumar$^{(R)}$-Therapie sollte mit den Quick-Wert-Be-
stimmungen kontrolliert werden und die Heparin-Therapie mit
der Plasmathrombinzeit, wobei auch auf die Spaltprodukte hingewiesen wurde. Bei einer Heparin-Therapie sollte häufiger kontrolliert werden. Bei den Antikoagulantien kann man keine gülti-
gen Richtlinien aufstellen, sondern hier muß von Fall zu Fall
differenziert werden. Bei der Dauerprophylaxe ist eine Quick-
Wert-Bestimmung möglicherweise alle paar Wochen notwendig.
In der Klinik kann häufiger kontrolliert werden.

SCHARA: Zur Bestimmung der Heparin-Wirkung läuft das für uns
in der Intensivtherapie darauf hinaus, daß wir den PTT genauso
häufig machen müssen wie unsere Blutgasanalyse.

TILSNER: Wir haben ja eine relativ große Zahl; es sind unterdes-
sen 4.000 insgesamt, die mit dieser Heparin-Prophylaxe überwacht
wurden, und es ist nachher eine Frage der Laborkapazität. Wir
kontrollieren vorher, postoperativ, - die Patienten bekommen auf
dem OP-Tisch ihre erste Injektion Heparin,- und dann am dritten
Tag und nach einer Woche. Die ganze Prophylaxe läuft über 10 Tage. Öfter kontrollieren wir nicht, es sei denn, wir haben Patienten,
wo wir mit einem hohen Thromboserisiko rechnen müssen, und dann
trifft das zu, was Herr Jacobi gesagt hat, wir müssen höher dosie-

ren und häufiger kontrollieren. Aber das ist ja nicht die Norm.

SCHARA: Dürfen wir noch einmal fragen: Nützt uns eine Über-
prüfung der Thrombozytenfunktion etwas bei den jetzt anstehen-
den Problemen? Sollen wir Ihren Test, den Fasertest nach
Jacobi, auch routinemäßig mit einbeziehen?

JACOBI: Dazu ist er sicher zu aufwendig.

SCHARA: Wie ist es mit dem PAT-Test?

JACOBI: Er ist ebenso aufwendig, aber das ist ein sehr schwie-
riges Problem, ob eine Erhöhung dieses Testes gleichzusetzen
ist mit einer Thrombosebereitschaft. Das setzt ja voraus, daß
wir einen Patienten messen können kurz bevor er einen Herzinfarkt oder kurz bevor er eine Thrombose bekommt, und das ist
ja nicht der Fall. Daraus, daß wir nach der Thrombose eine erhöhte Thrombozytenadhäsivität finden, ist es sicher sinnvoll,
eine Therapie mit zu kontrollieren. Das ist aber nicht erforderlich, denn einen Aggregationshemmer, der z. B. eine thrombo-
pathische Blutung verursachen würde, den gibt es nicht. Deshalb
ist eine Pflicht zur Kontrolle zur Zeit nicht erforderlich.

ANGELKORT: Zu dem letzten Punkt, daß beispielsweise doch beim
von-Willebrand-Syndrom die Blutungszeit durch Acetylsalicylsäure
nach unseren Beobachtungen deutlich verlängert werden kann. Wir
benutzen das Ansteigen oder die Verlängerung der Blutungszeit
durch Acetylsalicylsäure bei solchen fraglichen Patienten geradezu
in der Diagnostik, in der Vordiagnostik, um dann, wenn wir diese
Verlängerung sehen, andere Methoden anzuwenden, wie z. B. die
Thrombozytenadhäsivitätsmessung nach Hellem II.

SCHARA: Auf die verschiedenen Möglichkeiten der Thrombozyten-
funktionsmessung brauchen wir hier nicht einzugehen, das bringt
ja nichts. Worauf wir eingehen sollten, ist die Frage, wann wir
die Thromboembolieprophylaxe mit Heparin durchführen müssen.
Wir haben vorhin schon gehört, daß die Thrombose abhängig ist
in etwa vom Lebensalter, auch abhängig von den chirurgischen
Eingriffen. Herr Tilsner, wie gehen Sie heute in Hamburg an der
Chirurgischen Universitätsklinik vor? Wen beziehen Sie in Ihr
Antithromboseprogramm mit Medikamenten ein. Daß überall natürlich Bewegungstherapie, Beinewickeln und Krankengymnastik
dazukommt, ist ja klar.

TILSNER: Ich sage vielleicht besser, wen wir ausschließen, dann
habe ich es einfacher. Das sind Kinder, mit Ausnahme von Herz-
oder Gefäßoperationen, und das sind jüngere Menschen mit kleinen
Eingriffen, wie Appendektomie zum Beispiel. Die anderen kommen
automatisch in die Thromboseprophylaxe mit hinein. Mit Heparin
in der angegebenen Dosierung.

SCHARA: Wobei Sie die subcutane Injektion bevorzugen?

TILSNER: Nur im Schockzustand oder in anderen Situationen, wobei
die Resorption schlecht und nicht gewährleistet ist, wird es bei uns
mit dem Perfusor gegeben, ansonsten wird Heparin grundsätzlich subcutan appliziert. Der Effekt läßt sich 18 Stunden lang nachweisen; nach
12 Stunden verläßt die Heparinwirkung den eigentlichen Therapiebereich,
so daß man mit 12-stündigen Injektionen auskommt; 8-stündliche Injektionen sind natürlich auch möglich, dabei bleibt die Tagesdosis die
gleiche.

SCHARA: Wann fangen Sie an mit dieser Therapie?

TILSNER: Streng ausgedrückt, sobald der Operateur abtritt, beginnen wir mit der Prophylaxe.

Frage aus dem AUDITORIUM: Nehmen Sie die handelsübliche Depotform oder?

TILSNER: Ein wässriges Heparin. Es gibt Depotpräparate, z.B. Depot-Heparin-Novo[R], welches sehr gut resorbiert wird. Andere wie zum Beispiel Depot-Liquemin[R], was immer noch im Handel ist, wird zu schlecht und ungleichmäßig resorbiert. Wichtig ist, ein hochkonzentriertes wässriges Präparat zu nehmen, z. B. Liquemin 20.000[R], Depot-Heparin von Novo oder Calciparin[R] und andere hochkonzentrierte Präparate ohne Zusätze mit Depotwirkung, lediglich geringe Mengen von Stabilisator, die haben die gleichmäßigste und beste Resorption.

SCHARA: Und als subcutane Injektion?

TILSNER: Subcutan, ja.

Frage aus dem AUDITORIUM: Der Hypertonus wurde doch früher immer auch angesehen als Kontraindikation zur Antikoagulanzientherapie. Sehen Sie darin keine Kontraindikation?

TILSNER: Für niedrige Heparin-Therapien nicht. Natürlich für eine wirksame effektive Therapie mit Hemmung der Blutgerinnung schon. Sie können bei solchen Leuten nicht später auf Marcumar[R] oder ähnliche Präparate übergehen, das ist klar. Aber die niedrig dosierte

Heparin-Therapie zur Thromboseprophylaxe stellt auch beim Hypertonus keine Kontraindikation dar.

SCHARA: Wie lange führen Sie diese Therapie durch? Gehen Sie auf andere Substanzen, beispielsweise auf Marcumar$^{(R)}$, über, wenn ja, wann?

TILSNER: Nein, 8 - 10 Tage Heparin-Therapie und dann Schluß. Lediglich bei Patienten, die aus anderen Gründen gefährdet sind, früher abgelaufener Infarkt, früher durchgeführte Gefäßoperationen oder eine andere Indikation zur Langzeittherapie, die werden im allgemeinen zwischen dem 3. und 4. Tag auf ein orales Präparat umgestellt, dann endet die Heparin-Therapie eher, aber nicht bei der generellen Prophylaxe.

ANGELKORT: Bezüglich der Antikoagulanzientherapie mit Dicumarol$^{(R)}$, bezüglich der Überwachung dieser Therapie möchte ich nochmal sagen: es ist sehr wichtig, daß die Kontrollen immer mit dem gleichen Thromboplastinpräparat gemacht werden, weil zwischen den einzelnen Präparaten von verschiedenen Formen erhebliche Unterschiede bestehen. Wir haben die Korrelationen zwischen den einzelnen Präparaten bezüglich des Quickwertes in Prozent geprüft und dabei fanden wir sehr schlechte Übereinstimmungen. Das liegt daran, daß diese verschiedenen Präparate gegenüber Faktor VII verschieden empfindlich sind. So findet man bei einem Präparat einen Quick-Wert von 15-20 % und bei einem anderen Präparat einen Quick-Wert von 40 %. Damit wird dann die Einstellung problematisch. Man sollte also immer bei dem gleichen Präparat bleiben und den Test auch möglichst jeweils von der selben Hand durchführen lassen.

REUTER: Welche Kontraindikationen haben Sie überhaupt bei der prophylaktischen Gabe von Heparin, Blutungsübel oder so etwas?

TILSNER: Blutungsübel muß man nennen, vor allen Dingen schwere Thrombopathien, weil es dann doch zu einem verzögerten Abbau selbst bei der niedrigen Heparin-Dosis kommen kann. Aber sonst überhaupt keine Kontraindikationen.

SCHARA: Sind noch Fragen zum speziellen Thema: postoperative Thromboembolieprophylaxe? Ich glaube, dann könnten wir dieses Thema abschließen.

Wir haben vorhin im Anschluß an den Vortrag von Herrn Jacobi eine Frage nicht ausdiskutiert. Das ist die Frage einer Weiterführung der Studien zur Wirkung des Inzolens bzw. Inzellovals. Meine Frage in diesem Zusammenhang betrifft das Auditorium und hier meine Nachbarn am Tisch. Ist für unsere Belange, um die es heute geht, also die postoperative Thromboembolieprophylaxe, ein Versuchsansatz in vivo überhaupt notwendig, wo wir doch eigentlich zu der Überzeugung gekommen sind, daß wir vom Inzolen das Wunder nicht erwarten können. Wir brauchen das Inzolen zwar für die Aufrechterhaltung des Energiestoffwechsels und als Nebenwirkung haben wir damit, durch eine Normalisierung des Energiestoffwechsels, eventuell auch noch eine Normalisierung der Thrombozytenfunktion. Aber die eigentliche Thromboembolieprophylaxe müssen wir weiterhin auf dem Wege der Beeinflussung der Gerinnungsfähigkeit versuchen.

Anaesthesiology and Resuscitation · Anaesthesiologie und Wiederbelebung
Anesthésiologie et Réanimation